国医大师

周信有

临证效验方录

主　编　殷世鹏　李　琼

协编　黎斌宁　王天喜　王奎淞　谈守香

人民卫生出版社

·北　京·

图书在版编目（CIP）数据

国医大师周信有临证效验方录 / 殷世鹏，李琼主编
.—北京：人民卫生出版社，2021.10
ISBN 978-7-117-31167-0

Ⅰ．①国… Ⅱ．①殷…②李… Ⅲ．①中医临床 – 经
验 – 中国 – 现代 Ⅳ．①R289.1

中国版本图书馆 CIP 数据核字（2021）第 213844 号

人卫智网	www.ipmph.com	医学教育、学术、考试、健康，购书智慧智能综合服务平台
人卫官网	www.pmph.com	人卫官方资讯发布平台

国医大师周信有临证效验方录
Guoyi Dashi Zhou Xinyou Linzheng Xiaoyan Fanglu

主　　编：殷世鹏　李　琼
出版发行：人民卫生出版社（中继线 010-59780011）
地　　址：北京市朝阳区潘家园南里 19 号
邮　　编：100021
E - mail：pmph @ pmph.com
购书热线：010-59787592　010-59787584　010-65264830
印　　刷：保定市中画美凯印刷有限公司
经　　销：新华书店
开　　本：710×1000　1/16　印张：12　插页：2
字　　数：185 千字
版　　次：2021 年 10 月第 1 版
印　　次：2021 年 11 月第 1 次印刷
标准书号：ISBN 978-7-117-31167-0
定　　价：56.00 元
打击盗版举报电话：010-59787491　E-mail：WQ @ pmph.com
质量问题联系电话：010-59787234　E-mail：zhiliang @ pmph.com

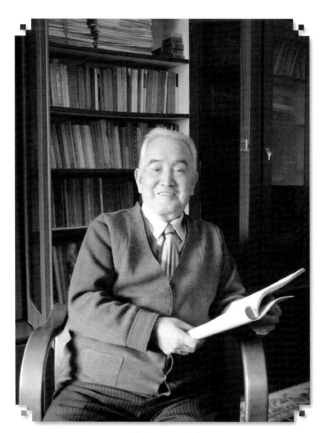

国医大师周信有教授

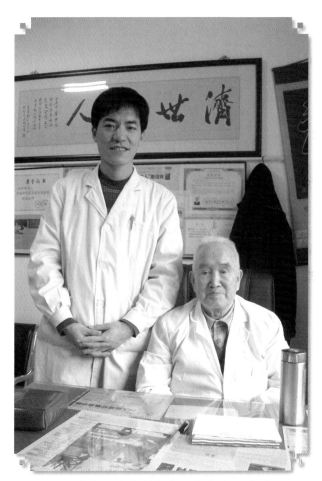

国医大师周信有教授与本书作者殷世鹏

本书相关项目

1. 甘肃中医药大学中青年科研基金项目（ZQ2015-12）：周信有教授治疗肝炎后肝硬化用药规律及相关药物炮制特色研究。

2. 甘肃省中医方药挖掘与创新转化重点实验室开放基金项目（ZYFYZH-KJ-2016-007）：周信有教授临证"复方多发、综合运用"组方特点研究。

3. 甘肃省高校重大疾病分子医学与中医药防治研究省级重点实验室开放基金项目（FZYX17-18-12）：周信有教授治疗原发性肝癌学术思想及临床经验研究。

4. 甘肃中医药大学中青年科研基金项目（ZQ2017-4）：周信有教授基于《素问》"诸痛疮疡，皆属于心"病机理论治疗皮肤病研究。

前　言

恩师周信有教授生前从医80余年,学验俱丰,见解独到。许多疑难大病、久治不愈或失治误治后的顽疾怪症,经周老调治,多获良效。周老常言:临床上,对于病程缠绵、虚实夹杂、寒热共见的病症,仅用一法一方,必然带来某种局限,影响治疗效果。有鉴于此,周老提出了"复方多法,整体调节,综合运用"的学术思想,以指导临床。

方剂是中医学战胜疾病的有力武器,也是古代先贤们临床实践的智慧结晶。周信有教授的经验方是对古代名方的继承和发扬。或两方相合,如"双合复脉汤",或多方相叠,如"益气补血汤"。所选方剂既有麻杏石甘汤、黄芪桂枝五物汤、麻黄附子细辛汤等经方,也不乏补阳还五汤、天麻钩藤饮、活络效灵丹、还少丹等时方。

在诸方相合的基础上,如何正确加减药物? 周老指出:首先要在明晰药性的基础上,有针对性、选择性地选取药味。其次要充分从"七情角度"考虑全方药物的"和合"特性。"药有个性之长,方有合群之妙","十八反""十九畏"只是最为常见的配伍禁忌。历代本草著作中,有大量药物配伍的文献记述,都应综合考量。

在针对疾病病因病机选取药物的同时,周老活用《金匮要略》中"见肝之病,知肝传脾,当先实脾"的"治未病"思想。结合患者体质状况与疾病病势转归,选取1~2味药物截断病势,使之不再传变。同时,选取特定药物(未必是补益药)提前预防,即"先安其未受邪之地"。

就方剂而言,最常见的组合形式即"君、臣、佐、使"。但对于某些疾病,很难按照这个模式去组方,而是依法用药。如周老在临床治疗各种慢性肝病的处方,药味多在20味以上。其组方思路与原则便是将"清解,祛瘀,补虚"三法融于一体。清解药常用虎杖、茵陈、板蓝根、紫草、贯众、黄柏、山豆根、苦参、土茯苓、白花蛇舌草;祛瘀药常用赤芍、丹参、莪术、郁金、当归、枳实、猪苓、泽泻;补虚药常用党参、炒白术、炙黄芪、三仙(仙茅、仙灵脾、仙鹤草)等,具体施治应结合患者的年龄、性别、病程久暂、饮食习惯及季节更替来选取药物组方。这也是周老临床组方的一大特色。

前人有言:服药无效,炮制不到。周老临床用药特别重视药物的炮制,如黄芪、五味子蜜制,仙灵脾羊脂炙制,三棱、莪术、鳖甲俱用醋制,香附用水、酒、盐、醋四制等,读者应多加留意。此外,书中所有药物剂量,均为周老拟定及临床真实数据,如细辛,周老习用量为6g,亦需读者在临床中明辨使用。

药物是组成方剂的基本要素,周老临证对一些药物也有独到的经验,如仙灵脾亦名淫羊藿,而周老在处方中多书"阴阳合",传统认为淫羊藿性温偏燥,阴虚相火易动者忌用,而周老认为淫羊藿甘温偏平,温而不燥,升中有降,补中有通,调补阴阳,无升阳动火之不良反应。对于一切虚证或虚实夹杂之证,表现出阴阳气血两虚而需补肾固本者,均可选用。书中周老多首经验方均运用了该药,读者细心体会,定有所得。

"阴阳有三,辨病还需辨证,医相无二,活国在于活人。"辨证论治是中医学重要的灵魂与旗帜,但并不是中医学的全部。仅从中医学发展的角度而言,辨病论治是早于辨证论治出现的。周老的病证思想既强调辨证又不排斥辨病,是两者的有机统一。中医内科学中的证型分析未必尽合于临床,但对于初学者有助于培养临床思维,熟练掌握理、法、方、药的精义。相较于中医内科学的辨证分析,周老在辨病论治中特别强调各证型之间的内在联系,例如对于慢性乙型肝炎的辨治,周老认为可分为肝郁脾虚、湿热未进、气阴两虚、虚瘀癥瘕四型,但是肝郁脾虚证型是基本证型,贯穿于其他三型之中。再如,周老认为冠心病可分为气虚血瘀、痰浊阻滞型,气阴两虚、心脉瘀阻型,阴虚阳亢、血脉瘀滞型,心肾阳虚、寒滞血瘀四型。就冠心病的表现和病理变化,虚实夹杂、本虚标实的特点贯穿于全过程。辨病论治下的专病专方,不是临床思维的固化,而是经验高度凝练下的辨证提升。通观周老的经验方,无不体现了"复方多法""整体调节"两大特点。

清代医学家程钟龄曾言:"大凡一切用药,必须相天时,审地利,观风气,看体质,辨经络,问旧疾,的确对证,方为良剂。"笔者认为,在临床中应用周老经验方时,也应该遵循以上原则。从这个角度讲,这又是"专病专方"思想指导下的精细化辨证用药,可见辨证与辨病并不矛盾。中医诊病是理、法、方、药的有机结合,讲究圆机活法,最忌胶柱鼓瑟。历史的经验是惨痛的,宋代《局方》(《太平惠民和剂局方》)盛行,"官府守之以为法,医门传之以为业,病者恃之以立命,世人习之以成俗"。对于专病专方不加变通的滥用,危害是极大的。

周老经常讲,临床实践是中医药最重要的"实验室",离开了临床,一切都是空谈。作为中医工作者,早临床、多临床、终身临床是基本的要求。只有在不断的临床实践中去体会、去总结、去感悟,才能明白辨证与辨病的区别与联系。书中的疾病名称,多是西医病名与中医病名同用,中医病名较为形象,但失之宽泛,难以统一,西医病名趋同性相对较好。"医有中西之别,术无贵贱之分",总体而言也是为了更好地为临床服务。

本书成编,初心在于为中医药学术传承贡献些许薄力,书中验案部分,得众位同门襄助,共同整理而成。编者侍诊周老左右,历阅十五春秋,受教良多,奈资质愚钝,冥顽欠化,对周老丰富的学术思想和临证经验领会不足,难免挂一漏万,错讹频生,敬祈同道多提高见,以便改进。

殷世鹏

庚子暮秋于甘肃中医药大学

目 录

周信有医案辑要

周信有医论选录

附 篇

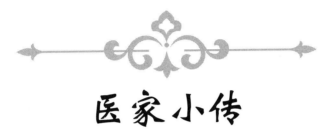

医家小传

立志从医,勤学自励

周信有教授少年时代,正值日本帝国主义入侵中国,战争频起,民不聊生,贫病交加的时期。国家的耻辱、民众的苦难激发了他精研国医、悬壶济世的责任感。15岁时,他投拜在当时安东名医李景宸、顾德有名下学习中医之术。通过临床侍诊,亲聆教诲,耳濡目染,深得师传,在老师指点下,刻苦攻读中医书卷,数易寒暑。1941年,周信有开始了行医生涯,时年20岁。

少年的周信有在老师的指导下,开始从《药性赋》《濒湖脉学》《汤头歌诀》《医学三字经》等启蒙书开始学习。学习的方法便是熟读强记,在背诵上狠下功夫,直到背得滚瓜烂熟之后,再请老师讲解,以便加深理解。接下来研读《医宗金鉴》和《温病条辨》。周信有对于《医宗金鉴》最为偏爱,他认为这部书"乃学医者必修之重要书籍"。这对他临证思路的形成产生了深远的影响。

周信有教授更是一位喜好读书的学者。他认为,学习中医有一个"由约到博,由博返约"的过程,多读书对于自己能更好地学习和领悟中医创造了必要的条件。首先,书读得多了,久而久之,自然就有了一些感受。初学中医的秘诀在于背诵,不仅要背歌诀,还要背经典著作的重要原文。要养成背诵、默读的习惯。背,并不是死记硬背,而是要在熟读深思和理解的基础上背。一篇文章如果能够反复不断地熟读、背诵、深思、联想,不仅能够加强记忆,而且能够悟出其中奥妙所在,领会其精神实质。"书读千遍,其意自见"讲的就是这个道理。其次,为全面掌握中医学的理论体系,不仅要重点研读中医经典,浏览古今大量医书,还要读一些文、史、哲等著作。特别是要学习古代哲学和马克思主义哲学原理。有了渊博的知识,视野宽阔,基础牢靠,进而再在某一专题上搞深入地研究,才能攻关克险,勇攀高峰。纵观古代成名的医家,大多都是遵循这条路。

精博有道,终身向学

周信有教授座右铭是:"凡为医者,须略古今,博极医源,精审详究,学不精则不能明其理,学不博而欲为医难矣。"从初学中医开始,周信有在读书的过程中就非常注意勤查、勤写、善思。凡遇到古典医籍中的生字、难解之词及文义不明之处，便随时查阅字典、辞典，并参考历代各家注释，务求弄懂文义。对于其中不同的学术见解，仔细进行比较，择优而从，以求领会其精神实质。

此外，周信有教授还勤于记卡片和心得笔记，每读完一本书、一篇文章或一个病案，都随时把自己的收获、体会和见解写下来。周信有说："不可忽视这只言片纸。俗话说'好记性不如烂笔头'，它一可帮你记忆，二可帮你理解，更重要的是，通过多写多记，可以开拓你的新思路，有触类旁通之妙。"周信有在以后的治学过程中，之所以能笔耕不辍，著述众多，与这一时期勤读、善记、收集和积累了大量资料是分不开的。但在写心得笔记时，切忌不加选择地、机械地抄写，要善于思考，善于归纳分析，并提出个人见解，即使是不成熟的见解也要记录下来。这些做法的目的都是为了锻炼自己的独立思维能力。

深研医典，阐幽发微

1960年，周信有教授调入北京中医学院（现北京中医药大学）后，取担黄帝内经课程教学任务。随着研究的深入，他越发体会到中医学有其自身一整套从基础到临床，从预防到治疗的完整理论体系。从中体会到"学习与研究《黄帝内经》（简称《内经》），就是要研究它的学术思想，研究它认识问题所运用的系统观、整体观、辩证观的思维方法，研究它的理论体系及其对医疗实践具有指导作用的重要理论原则。"通过一番勤奋的精钻深究《内经》原著，加之已有的数十年的临证经验，周信有教授对中医学的认识达到了一个新的境界，为今后《内经》治学上取得成功打下了坚实的基础。周信有教授说："我深刻体会到，攻读《内经》是每个有志于中医事业者的必由之路，也是青年中医取得事业成功的必修课。我在学术上所取得的成就，与这一时期的勤奋攻读，精钻深究《内经》经旨是分不开的，《内经》是我学术思想形成的渊源。"

周信有教授认为：《黄帝内经》原著卷帙浩繁，内容庞杂，医理幽微，文辞古奥，博大精深，涉猎广泛，但自始至终，贯穿一条主线，这就是统领全书的整体观、系统观和辩证观的哲学思想。这一基本观点，使中医学形成了一套完整而独特的理论体系，形成了中医在认识疾病和处理疾病时独特的思维方法;即从宏观的、联系的、动态的角度去观察人体生理和病理,用整体调节的方法去协调阴阳,以达恢复机体平衡、治疗疾病的目的。因此,整体系统观和辩证恒动观是《内经》学术思想的精髓和核心,是中医学术独有的、区别于其他任何医学的理论特色。作为现代中医,不论是从事临床、科研,还是教学和理论研究,都应该时时处处突出这一特点,才能有所建树,取得成绩。

关于藏象学说,周信有教授指出:"藏象学说把人体看成是最复杂的自动控制系统,对各个脏腑的认识,不受脏腑实体即形态学的束缚,而是以功能系统为单位,着重研究它们之间的联系,并用五行归类和生克制化的理论,阐明机体内脏与外界环境的统一性和机体整体统一性,以及机体各系统自控调节的复杂关系。"藏象学说充分体现了中医学在生理上的系统观、整体观和方法上的辩证思维理论特点。

对于病机学说的研究,周信有教授同样强调要突出整体观和系统观。他说:"中医诊断疾病,决断生死,不论望色、辨神、察舌、切脉、审证,都要着眼于整体,了解全身的变化情况,如精神的得失、四肢的寒温、色泽的荣枯、舌色的死活及脉象的虚实等。而且还须结合自然变化、昼夜变化、四时气候变化以及年、月、日、时变化等对疾病的影响,以窥测病机,决断生死预后。""这些诊断依据,是患者在整体平衡失调的疾病状态下不断表现出来的动态信息群,医者站在宏观角度上,将这些信息群作为一个整体来认识,进行望、闻、问、切,归纳分析,这本身就是一个复杂的、系统分析的过程,这样分析所得出的结果必然是反映人体整体功能失调状态的高度概括。这些活的、不断变化的信息群,却往往是西医学在诊断疾病时不够重视甚至忽视之处,但它却正体现了中医理论的独特和科学之处。"

融中参西,微宏互鉴

周信有教授指出:"中医学的形成,是在长期医疗实践的基础上,又接受了《黄帝内经》唯物观、辩证观哲学思想的影响,以及由这一思想延伸而成系统论、整体论的观点,构成了中医学的方法与理论特点。中医的发展,必须承袭其自身的理论特点和长处。""发展中医,必须保持中医特色,发挥所长,推陈致新。"但这并不是说中医的发展可以离开现代科学的轨道,而是说中医的发展必须承袭其自身的理论特点和长处,同时亦要与现代科学的成就相联系,使之逐渐转移到中医现代化道路上来,这是历史发展的必然规律。

中医、西医两种医学体系共同存在,互相结合与渗透,这反映了时代特点。西医是建立在近代科学的基础上,中医是建立在长期医疗实践的基础上,又接受了古代辩证唯物主义思想,两者各有所长,亦各有其不足。我们应该用彼之长,补己不足,以促进中医理论与临床的发展。

关于中西医结合,周信有教授的观点是:在现代科学发展的时代,中医传统"宏观辨证"的方法,应与建立在现代科学基础上的"微观辨证"的方法有机结合,互相补充,这对发展中医很有必要。但必须明确,中医运用微观辨证同中医运用传统宏观辨证一样,都必须突出中医特色,以中医整体系统的方法为指导,运用中医理、法、方、药来辨证施治,不能走西医诊断、中医治疗的道路。

中医的"宏观理论"不能单纯理解为"宏观辨证",它包含了比宏观辨证更广博更深刻的内在含义,体现了中医观察人体、研究生命实质的一种认识观和方法观。"证"是处于一定阶段时的病因、病位、病变性质和邪正力量对比等各种因素的整体反应。这个整体反应,既然有肉眼可见的宏观变化,也必然存在肉眼所看不见的微观变化。因此宏观变化和微观变化都可作为机体整体反应的组成部分,两者关系是相互补充而绝不是相互取代。微观辨证是在传统宏观辨证基础上的进一步发展和深化,是传统辨证在更深入的层次上对机体整体病理反应的微观认识,因此,同样体现了中医的整体观和辨证观思想,两种辨证的结合,就可使我们获得更加广泛、更加深入的信息群,这是对以往四诊的深化和补充,也是对中医整体观念的深化和补充。这必将使传统辨证更完整、更准确,因而也更能从本质上阐明"证"的实质。

在临床上周信有教授既重视宏观辨证,又不忽视微观辨证。如他认为肝病患者尽管病程不同,证型各异,但在微观辨证方面常有共同的病理基础,如肝细胞不同程度的变性与坏死、肝纤维组织的增生、肝微循环的障碍等。这些微观病理变化,可以贯穿于肝脏病变的始终,有的可以同时反映于宏观表现之中,有的却未能及时得到反映。辨证时,只有既重视宏观证候表现,又不忽略微观病理变化,才能准确把握病机,抓住共性,区别个性,采取更有针对性的治疗措施。

此外，周信有教授还认为"微观辨证"对中医判断临床疗效也提供了更为明确的客观指标。以往中医没有实验室指标参照，对疾病疗效的认识只能根据症状改善或消除来判定。现在有了微观指标，对疗效标准的认识就更加客观全面。

不辍临床，学验俱丰

在周信有的一生中，无论是在丹东、北京，还是在兰州；无论是少时学医，还是后来任教；无论是天气的风雨暑凉，还是任教务长时的公务繁忙；无论是从早年临证处方多宗《医宗金鉴》《温病条辨》，还是到自己"复方多法，综合运用，整体调节"的思想的形成，他从未间断过临床诊疗工作。在90岁高龄时，他还坚持每周5天以上的临床诊疗工作，每天接诊数十位患者。对于中医临证，周信有感受颇深，他认为：理论来源于实践，理论离不开实践，实践是检验真理的唯一标准；临床诊疗是中医药最重要的实验室，中医不能没有临床，离开了临床中医搞不出新的东西。

他说：中医药是一个伟大的宝库，我们当代中医药工作者的任务，或者说是历史使命，是继承并发展中医药事业，使中医药更好地为世界人民的健康服务。但如何发展中医药事业，还是应该从临床诊疗工作做起。

首先，中医学形成与发展的历史告诉我们，中医学来源于实践，并根植于实践。中医药学有数千年的历史，是中国人民长期和疾病做斗争的极为丰富的经验的总结，脱离了临床的中医是无本之木、无源之水。

其次，古人早就告诫我们"纸上得来终觉浅，绝知此事要躬行"，要发展中医，首先要深刻地、深入地认识中医。中医理论博大精深，光凭研习中医学书籍是远远不够的，只有将从书本上所学的知识用之于临证诊疗，才会对自己的认识有所感触，才会明白自己的认识是否正确。

再次，对于中医学有了一定的认识以后，怎样发展这些认识，怎样让它开花，并且结出丰硕的果实？还是必须临证诊疗。光从理论的总结中并不能"升华"出新的、有用的理论。

最后，临证诊疗能建立中医人的自信心。当前由于种种原因使一些不懂中医之人认为中医"不科学"，甚至批判中医。而我们的一部分中医人，也对中医信心不足,对中医缺乏感情,他们多由于未接触过中医临床,未见识过中医"神奇"的疗效,更未感受过西医未能治愈但经过中医药治疗痊愈的患者们对中医学的无限敬仰及对中医大夫的无比感激。解决这一矛盾的关键和唯一办法就是临证诊疗。

在临证之余,周信有手不释卷,不断地丰富和充实自己的医学理论。攻、补、寒、养各家,内、外、妇、儿各科,从中医到西医,周信有无不精通。长期的临证也使他对各家学说及《黄帝内经》思想有了更为客观的认识。立足临床,他对《黄帝内经》的阐发概括性和实用性很强。如他认为临床一切病证都可运用病机十九条作为认识上的指导原则进行辨证施治。

以"诸风掉眩,皆属于肝"为例,周信有不但从理论上进行阐发,揭示其"自然人体观"的实质,而且还密切联系临床实际,指出肝风内动所表现的"掉眩"病证,有实风与虚风两端。实风之证,总的来说是肝阳偏亢,肝气疏泄太过,以致阴不制阳,风阳扰动,阳动风生。在临床上,实风一般又可分为以下两种证型:一为外感热炽,热盛动风,风火兼化,而致拘挛抽搐、神志昏愦。此热为本,风为标,治宜针对邪热炽盛,投以苦寒清泄,以治其本,如大青叶、龙胆草、黄芩、黄连等,再酌情辅以甘缓柔润之品,以柔制刚,缓痉息风,兼顾其标;二为肝失条达,风阳扰动,气血上壅,瘀阻清窍,或气升痰壅,蒙蔽清窍,而致昏仆无识,治宜疏肝解郁,平肝降逆,镇肝息风。同时,对眩晕昏厥之证,尚须考虑上实下虚的病理特点,重视上病下取,一般宜七分下取,以治其本,三分上取,以治其标,投以育阴潜阳、潜镇降逆之品。虚风之证,总的来说多为肾阴亏损,肝血不足,阴不涵阳,血不荣筋,阴虚阳亢,阳动风生。在临床上,虚风一般又可分为三种:①邪热久羁,阴虚风动。②阴虚阳泛,风阳上扰。③血虚生风,肢体震颤。凡此均以虚为本,盛为标,一般均应以治虚为主,兼治其标。治宜滋水涵木,育阴潜阳,柔肝息风。可见,由于周信有对"诸风掉眩,皆属于肝"的深刻领会和能够联系实际,灵活运用,因此构成他在临床上对痉病和中风的临证思路和用药特点。

多年来,经常有从事中医的青年登门或来函,向周信有请教取得事业上成功之"秘诀"。回顾涉足杏林近70载的成功经验,周信有总结这"秘诀"二字,似乎除"勤奋读书,不断实践"之外,别无他矣。

德学兼高,大医精诚

在临床实践中,由于周信有不但深谙《黄帝内经》旨趣,而且兼通诸家之学,所以能在治疗疾病时高屋建瓴,统观全局,注重对整体病变的纠正。他临证时,思路开阔明达,不受一方一法的束缚,能够"复方多法",综合运用,整体调节,使各种药的功效有机结合,相辅相成,互相配合。用药上他还善于寒温并用,润燥并用,升降同调,攻补兼施;善于揉合温散、疏化、宣导、渗利、祛瘀、清利、扶正达邪、祛邪安正等诸般治法,集于一方而兼顾之。这种遵古而不泥古、辨证灵活、化裁多变、不拘一格的遣方用药方法,体现了他的学术观点与临证思路特点。而他的"复方多发、综合运用,整体调节"的遣方用药原则,也使其在处理诸多疑难重症时往往得心应手,左右逢源,收到意想不到的效果。

周信有不但医术精湛,而且医德高尚。"以光明存心,以正大立身;交友以诚信,接人以谦和。守此四则,循而勿失,乃为人之道也。""对病人要有大慈恻隐之心,无欲无求,视同至亲,努力探求,研理务精,处方严谨,一心赴救,乃不失为医之道也。"这便是周信有的人生信条和临证告诫。他用自已为人处世的态度和治学行医的行为,为这两句话做了最好的诠释。

治病救人是周信有最大的快乐,患者的康复是周信有最大的满足。他把患者当成亲人,对前来求医的人一视同仁。本着大慈恻隐之心,多年来,不论在诊室还是在家中,不论白天还是黑夜,他总是热情地接待着络绎不绝慕名来诊的每一位患者,一顿饭常常要被打断好几次。周信有就是这样年复一年,赢得越来越多的人的爱戴。他的患者朋友遍布全国各地。

周信有以他精湛的医术,给了无数患者第二次生命。患者们感激他,视他为亲人,每送匾牌、锦旗谢曰:"再造之恩""重生父母";患者们爱戴他,将他当作自己的朋友,许多被他治愈的患者,常常到诊所去看望他,他们不求医,不索药,只是去探望探望,表达一个曾经的患者对妙手回春的医生的感激之情。

治学有方,桃李遍地

从北京执教到兰州办学,周信有把多半生奉献给了中医学教育事业。

人们常说,传授一杯水的知识,必须有一桶水的知识作基础。作为一名中医教师,周信有不但知识领域宽广,医学功底深厚,同时还具有丰富的临床经验。

在教授《黄帝内经》课程时,他注重突出中医的整体性、哲理性和实践性特点。他认为只有牢牢掌握这一总的原则,才能启发学生从更广阔的角度去领会《黄帝内经》的深刻含义。理论联系实际是他讲课的一大特色。讲过《黄帝内经》的老师,都觉得其难讲,学生们不易接受;听过《黄帝内经》课的学生,都觉得其抽象、难懂。但周信有以其渊博的学识,丰富的临床、教学经验,把《黄帝内经》中那些高深古奥的经文讲解得生动自然,有条不紊,有理有据,切合实际。不但使学生易于接受,而且使平淡的课堂教学变得生动活泼、跌宕起伏,增加了学生学习的兴趣,学生们说:"周老师把枯燥的经文讲活了。"周信有不但课讲得好,而且和蔼可亲,在他的课堂,使人如沐春风!

周信有十分重视中医人才的培养。把自己几十年积累的经验,毫无保留地传授给更多的学生,是周信有一生的心愿。对于学生请教的问题,或是让他修改的论文,他总是详尽入微地给予回答和批改。他在耄耋之龄还常常要求给学生做学术报告。

周信有一生教过的学生无数,他的学生不仅仅是学习继承了他的学术思想,和治病救人的本领,更多的是受到了他那大家的风范和治学行医中点滴事例的熏陶和感染。今天他的弟子遍及海内外,他早年的学生多已成为教授,真可谓桃李遍地。

多才多艺,春华秋实

周信有是一位誉满杏林、退迩闻名的中医。除了中医外,传统国粹他也精通。很少有人知道,这位赫赫有名的老中医,还是一位曾叱咤武坛、显名一时的武林高手;是一位力透纸背、入木三分的书法家;是一位誉满金城的京剧界著名票友。

周信有出生在一个武术世家,其父周德玉(1889—1959)系名扬山东与关外的少林秘宗拳师,曾在山东牟平,辽宁沈阳、鞍山、安东(现丹东市)等地开馆授徒,其拳法当时有"安东之最"的美称。周信有自幼随父习武,他聪明好学,练功刻苦,极具武学天赋。在父亲的严格督导下,他闻鸡起舞,朝夕苦练,坚持不懈,十易寒暑,终于完整地继承了父亲所传秘宗拳(也叫"迷踪拳")的全部内容。

1953 年 11 月,首届全国民族形式体育表演及竞赛大会在天津隆重举行,盛况空前。时年 32 岁的周信有代表东北区武术队参赛,其精彩表演赢得如雷掌声。最终他以过硬的功夫及完美的动作获得了"武术表演优秀奖"和"东北区第一名"。

1957 年,在辽宁省武术表演赛上,周信有被聘为总裁判长;1960 年,他兼任北京中医学院(现北京中医药大学)武术队教练;1980 年,他被聘为甘肃省武术协会副主席;2002 年,中国武术协会给周信有颁发了"中国武术段位证书",其所获段位为最高级别的八段。"中国武术八段",这是对周信有在武术领域所取得成绩的总结。

周信有自幼酷爱书画,其书法自颜楷入门,广泛涉览历代名家碑帖,尤擅行书。他一生中虽然医务、教学工作繁忙,但从无间断临池。周信有的书法用笔严谨规范,书风遒劲浑厚,不乏秀润和洒脱。在 2006 年由中国书法家协会等单位举办的"纪念红军长征胜利 70 周年书法展"中,他的书法作品《采桑子·重阳》(毛泽东词),在两万余件参赛作品中脱颖而出,获得铜奖。

周信有博学多才,兴趣广泛,还喜欢唱京剧,且颇有功底,在兰州京剧票友界名声显赫。他的唱功以须生见长,京剧表演技艺精湛、板眼准确、韵味醇厚。

周信有多彩的人生也得到了社会的认可。2001 年,他被中国老年人体育协会、中国老龄协会等单位评为"全国健康老人";2004 年,被甘肃省政府授予"甘肃省名中医"荣誉称号;2004 年又被兰州市民政局等单位授予"才艺长寿星"。

注重养生,耄耋不老

周信在 90 岁高龄时,依旧行动轻健、敏捷,耳不聋,眼不花,体格检查无任何异常。不但读书、开方时不戴眼镜,而且还能每天骑自行车往返于距家约 3km 之外的诊所,十数年未曾间断。耄耋之龄的他仍能打一套迷踪拳。

这样的健康人生,除了与他淳朴善良、宽恕仁厚、忠恳平和、淡泊本真的性格及童子习武、终生坚持运动有关外,主要还是得益于他精通岐黄之术,深谙《黄帝内经》养生之道。

《素问·阴阳应象大论》谓:"是以圣人为无为之事,乐恬憺之能,从欲快志于虚无之守,故寿命无穷,与天地终,此圣人之治身也。"周信有一生为人豁达,处世乐观,谦恭达礼,不逐权利。他爱好广泛,尤其在步入老龄之后,想方设法扩大爱好范围,寻找生活乐趣,培养乐观情绪。同中医一样,书法亦讲"精、气、神",是一项很好的涵养精神、陶冶性情的养生之法。周信有酷爱书法,每天都要抽出一定的时间临池挥毫。他把书法当作一种气功运动。

周信有爱好唱京剧,每周有两三个下午,约几位票友,相聚家中,引吭高唱,有时还粉墨登场。他认为,通过演唱,可以陶冶性情,培养乐观情绪。在引吭高唱之时,悠闲自得,其乐融融,任何忧郁烦闷的情绪均化为乌有。同时,在唱的过程中,气运丹田,声发于腔,神气相随,招式相伴;吐纳之间,清气得升,浊气得降,精气得化,气机得顺,形神得养。

周信有饮食有节,起居有常,生活规律。他食量少,不挑食,喜食稍肥之肉,但亦不多吃。步入老年,他每餐喜饮少量自配保健药酒。他喜爱运动,除了自幼坚持习武之外,还爱好游山玩水,赏花观景。

周信有强调,老年人身体老化是自然规律,是无法抗拒的,但心理不能老化;老人最怕心理老化,意志消沉,无所作为,精神空虚,无所寄托。他至今不辍工作、学习,并时时告诫自己:"患者离不开我,中医学上还有很多宝贵的内容有待我进一步研究。"

周信有"法于阴阳,和于术数,食饮有节,起居有常,不妄作劳,故能形与神俱",并且"恬恢虚无,真气从之,精神内守"。其法合于《黄帝内经》养生要旨。

桑榆不晚,微霞满天

周信有老有所为。步入花甲之年以后,他仍然坚持门诊医疗,为广大患者服务,每日接诊数十人。并出版7部著作,发表文章近百篇。近年来他对病毒性肝炎、肝硬化、老年病、血液病等进行专题研究,相继研制出治疗病毒性肝炎和冠心病的国家级三类中药新药"舒肝消积丸"和"心痹舒胶囊",为人类的健康事业做出贡献。

多年来周信有一直不断地组织、参加各种义诊活动,他义诊的足迹遍及兰州的大街小巷,受到了兰州社会各界的广泛赞扬。

周信有验方集萃

辛平达表汤

组成:金银花 20g,连翘 20g,板蓝根 20g,桑叶 9g,菊花 20g,薄荷 9g,桔梗 9g,杏仁 9g,陈皮 9g,荆芥 9g,防风 9g,紫苏叶 9g,前胡 9g,紫菀 9g,北沙参 20g,生甘草 6g。

功用:疏风通窍,宣肺止咳,辛平解表。

主治:四时感冒。症见恶寒发热,有汗或无汗,咳嗽,身重,头部昏沉,饮食无味等。

方歌:银翘桑菊板蓝根,陈苏桔杏荆防风;

　　　紫薄前胡沙参草,辛平达表四时亨。

方药浅析:徐灵胎讲:"药有个性之专长,方有合群之妙用。"方中金银花、连翘、板蓝根为"角药",三药合用共奏清热解毒之功;桑叶、菊花、薄荷辛凉清透;荆芥、防风、紫苏叶疏散风热、辛温透表;陈皮、桔梗、杏仁、前胡、紫菀理气、化痰、止咳;一味北沙参益气养阴。

方证加减:若素体虚弱,卫表不固,可加用玉屏风散;暑湿感冒,酌情选取藿香正气散方中的主药;若见水饮停胸,久咳不愈,可加小青龙汤;素体患有各类鼻炎或喷嚏者,合用苍耳子散。

药味加减:若无汗、恶风、发热,加生麻黄 6~9g;外感后高热,加石膏 40~60g,粳米 15~20g;肺热甚,加黄芩、桑白皮;咳嗽显著,加款冬花、浙贝母及枇杷叶;咳痰不利,加射干、枳壳、全瓜蒌;诸症皆减,病势回缓,原方基础上加蜜百合、茯苓,以收全功。

方源:银翘散、桑菊饮、止嗽散。

临证备要:周信有教授坚持"复方多法、综合运用、整体调节"的遣方用药思路,他所强调的"整体调节"的本质内涵和人体自身免疫调节的最终表现形式是内在统一的,这种具有唯物辩证法思想的中医治病思维,对于我们学习医学有很好的启示意义,也充分体现了中医的特色。一般都说中医的特色是"辨证论治",一证一方,一人一方;但是中医也有"辨病论治",异证同方。

舒肝化癥汤

组成:柴胡 9g,茵陈 20g,板蓝根 15g,当归 9g,丹参 20g,莪术 9g,党参 9g,炒白术 9g,黄芪 20g,女贞子 20g,五味子 15g,茯苓 9g。

功效:疏肝解郁,活血化癥,清解祛邪,培补脾肾。

主治:各种急性或慢性病毒性肝炎、早期肝硬化、肝脾肿大、肝功能异常等。

用法:水煎服,每日 1 剂。头煎、二煎药液相混,早、中、晚分 3 次服。亦可共碾为末,炼蜜为丸,每丸重 9g,每日服 3 丸。

方歌:舒肝化癥柴胡茵,参芪二术板蓝根;

　　　女贞茯味归丹参,活血化癥肝郁行。

方药浅析:方中以柴胡条达肝气;茵陈、板蓝根、茯苓等清热利湿,抑制病毒;当归、丹参、莪术等养血调肝,和血祛瘀,以扩张肝脏血管,加速肝内血液循环和增加肝脏血流量,从而起到改善肝脏营养及氧气供应,防止肝脏细胞损害、变性和纤维组织增生,以防肝病的发生发展,并促使肝病恢复;党参、白术、黄芪、女贞子、五味子等为扶正补虚之品,参、术、芪健脾益气,而有利于血浆蛋白的提高,促进肝功能的恢复,其中五味子酸收入肝,使转氨酶不致释放出来,从而起到降酶作用。上药配伍,全面兼顾,起到中药处方综合作用和整体调节作用,这是运用中药治疗病毒性肝炎的一大优势。

加减运用:有湿热证候或瘀胆现象的,方中茵陈可重用 40~60g,以利于清利湿热,再加赤芍、栀子,是出于祛瘀利胆的目的;虚羸不足严重的,偏于阳虚酌加淫羊藿、仙茅、肉桂以温补肾阳;偏于阴虚酌加生地黄、枸杞子等以滋补肾阴。对于肝硬化代偿失调,血脉瘀滞、阳虚不化所出现的腹水,根据"去菀陈莝""温阳利水"的治则,在重用补益脾肾和活血祛瘀之品的基础上,尚须酌加理气利水之品,如大腹皮、茯苓皮、泽泻、白茅根等,如此标本兼治,有利于腹水消除,恢复肝脏代偿功能。

临证备要:本方系国医大师周信有撷取茵陈蒿汤、四逆散、逍遥散、枳术丸、保元汤、当归补血汤等诸方之长,并结合多年长期临床经验加减化裁而成。湿热夹毒,邪毒留连,是各种病毒性肝炎致病的主要病因,正气虚损,免疫功能紊乱、低下,是发病的重要病机,肝失条达,气滞血瘀,又是本病的基本病理变化。因此,本方组成采取解毒化湿、补虚、祛瘀三法合用的治疗原则,通治各种病毒性肝炎。

消癥利水汤

组成:柴胡 9g,茵陈 20g,丹参 20g,莪术 12g,党参 15g,炒白术 20g,炙黄芪 20g,淫羊藿 20g,醋鳖甲 30g,五味子 15g,大腹皮 20g,猪苓、茯苓各 20g,泽泻 20g,白茅根 20g。

功效:培补脾肾,祛瘀化癥,利水消肿。

主治:肝硬化代偿失调所出现的水肿臌胀、肝脾肿大。

用法:水煎服,每日 1 剂,早、中、晚分 3 次服。

方药浅析:肝硬化腹水的形成,表现"虚、瘀"交错的病理特点。一由脾肾阳虚,水不化津,而致水液潴留,此因虚;一由气血瘀滞,血不循经,津液外渗,"血不利则为水",而至腹腔积液,此因瘀。故方中重用补益脾肾之淫羊藿、参、术、芪和活血祛瘀之丹参、莪术等,以达到温阳化津和祛瘀以利水之目的,同时活血散瘀之品亦能改善肝微循环和解除循环障碍,而有消瘀散结、回缩肝脾肿大之功效。在此基础上,再用理气利水之大腹皮、猪苓、茯苓、泽泻、白茅根等,更有利于消除臌胀腹水。方中更用柴胡、茵陈以条达肝气,清利湿毒;鳖甲以软坚消散,五味子以补益肝肾、酸收降酶。如此标本兼顾,各种药效有机结合,共奏消癥利水、恢复肝脏功能之功效。

加减运用:肝病虚损严重,肝功障碍,絮浊试验、血清蛋白电泳试验异常,可加培补脾肾之品,白术可增至 40g,另加仙茅 20g、女贞子 20g、鹿角胶(烊化)9g。经验证明,重用扶正培本、补益脾肾之品,证候和肝功化验、免疫指标都能得到相应改善,说明扶正补虚是降絮浊和提高血清蛋白的关键。当然,虚与瘀是互为因果的,肝病虚损严重,抵抗力低下,微循环障碍,又能因虚致瘀,导致肝脾肿大,形成癥积肿块;故在扶正补虚的同时尚须重用活血祛瘀之品。对此周信有教授一般是轻重药并用,加重丹参、赤芍、莪术药之分量。补虚与祛瘀多是综合运用,不过有时有所侧重罢了。

临证备要:根据病毒性肝炎的症状和体征,周信有教授在临床上一般将其分为湿热未尽、肝郁脾虚、气阴两虚、虚瘀癥积四型。肝硬化代偿失调,肝脾肿大,腹水潴留,属于虚瘀癥积型,突出表现虚瘀交错、虚实夹杂之病理特点。因此,在治疗上,多补虚、祛瘀综合运用,再辅以利水消肿。西医认为,腹水的形成,是由于血浆白蛋白减少,且伴有肝门静脉压力增高,血浆胶体渗透压下降,毛细血管床的滤过压增加,使血管中的水分外渗,形成腹腔积液。这与中医的道理有共同之处。此外,鳖甲在治疗肝硬化腹水方中使用率颇高,值得研究。《神农本草经》谓其"主心腹癥瘕坚积,寒热。去痞疾息肉"。《别录》谓其"疗湿病,血瘕腰痛,小儿胁下坚"。甄权谓其主"宿食癥块,疟癖冷瘕,劳瘦……下瘀血"。《大明本草》谓其"去血气,破癥结,恶血"。李时珍谓"鳖甲乃厥阴肝经血分之药,肝主血也……鳖色青入肝,故所主者,疾劳寒热,疟瘕惊痫……皆厥阴血分之病也"。《日华子本草》云"去血气,破癥结、恶血"。可见本品入肝经,补阴血,去瘀血,消癥瘕;又能利水,故本品与肝硬化腹水"虚、瘀、癥、水"的病理特点相适应。现代研究表明,鳖甲含有动物胶、角蛋白、维生素D及碘等,能抑制结缔组织增生,起到软化肝、脾的作用,并能提升血浆白蛋白,故对肝硬化腹水大有治疗作用。

益气补血汤

组成：党参20g，黄芪20g，黄精20g，山萸肉20g，女贞子15g，淫羊藿15g，巴戟天20g，丹参15g，鸡血藤20g，龟甲30g，鹿角胶（烊化）9g，大枣10枚，生地黄15g。

功效：培补脾肾，益气养血。

主治：该方原为再生障碍性贫血表现为阴阳气血两虚者所创制，临床也可用以治疗各种贫血症和化疗后骨髓抑制所出现的贫血、白细胞减少、血小板减少等。

用法：水煎，日服3次。另外，视病情所需，亦可配合人参研粉每服1.5g，早、晚2次吞服。

方歌：益气补血参芪精，萸肉女贞藿天藤；

　　　龟甲鹿胶枣地黄，培补脾肾气血增。

方药浅析：再生障碍性贫血是严重的血液疾患。西医认为是骨髓造血功能障碍引起严重贫血。中医认为肾主藏精，脾为气血生化之源，再生障碍性贫血，主要是由于脾肾虚损，气血化生无源，因致气血虚损不足。故本方的设计，突出培补脾肾、补益气血这一基本原则。根据《内经》"阳生阴长"的理论观点，培补脾肾，补益气血，又当以温阳益气为先。故本方把健脾益气之党参、黄芪、黄精与补肾助阳之淫羊藿、巴戟天、山萸肉、鹿角胶等作为基本药，用于疾病之全过程。据临床观察，这类药似对红细胞系统的造血功能有促进作用，这与中医观点是一致的。同时，根据"血以和为补"的原则，加入具有补血、和血作用的丹参、鸡血藤，这类药有改善微循环及清除病损处代谢障碍的作用；加入生地黄滋阴补肾凉血，大枣健脾益气，共奏补脾肾、益气血之功。

临证备要：再生障碍性贫血目前尚无特效药物，中药只能改善症状、纠正西药之不良反应。至于中药的选用则以补药为主。本方除重在温补脾肾之外,尚辅以丹参、鸡血藤养血、活血,有祛瘀生新之意,与众不同。对指导临床处方用药颇有启示。

本方法度严谨,选药精准可作为临床常用的基本方剂。

附1 培元生血胶囊

组成:党参20g,黄芪20g,黄精20g,淫羊藿20g,补骨脂20g,巴戟天20g,山萸肉20g,枸杞子20g,女贞子20g,丹参15g,鸡血藤20g,五味子15g,龟甲30g,鹿角胶9g,熟地黄20g,紫河车1具。

制法:上药紫河车、龟甲、鹿角胶粉碎成小块,以酒精浸泡提取浓缩成浸膏。其他药水煎取汁,浓缩成浸膏。混合二种浸膏制成。

用法:每次8g,每日3次,饭后服。或遵医嘱。3个月为1个疗程。

功能:温阳益气,补肾填精,养血和营,大补气血。有扶正培本,提高机体免疫力,鼓舞阳气,激发生机,促进气化功能,生精化血,益精填髓,以及改善微循环,扫除病损代谢障碍的作用。

主治:各种原因引起的贫血,包括再生障碍性贫血、白细胞减少症、血小板减少性紫癜、化疗放疗后骨髓抑制引起的贫血;白细胞和血小板减少,以及大病之后引起的身体虚羸、气血虚损不足等。

附2 血痨解毒汤

组成:党参20g,黄芪20g,淫羊藿20g,女贞子20g,巴戟天20g,五味子15g,熟地15g,山萸肉20g,鸡血藤20g,丹参20g,莪术15g,白花蛇舌草20g,半枝莲15g,山豆根20g,黄药子15g,薏苡仁20g,龙葵子20g。

用法:水煎服,每日1剂,早、中、晚分3次服。

方药浅析:本方以培补脾肾,大补气血为主,辅以清热解毒。用治白血病病势缠绵起伏,无明显感染,气血两虚,气少懒言,体疲神倦,面色无华,或经化疗后骨髓抑制,出现贫血、白细胞减低、血小板减少等证。

益气通痹汤

组成:瓜蒌 9~15g,川芎 9~15g,赤芍 15g,丹参 20g,莪术 15g,延胡索 20g,生山楂 20g,广地龙 20g,桂枝 9g,细辛 4g,荜茇 9g,炙黄芪 20~30g,淫羊藿 20g。

功效:益气培元,温经宣阳,祛瘀通痹。

主治:气虚血瘀引起的胸痹,心痛。包括冠心病、心绞痛、心肌梗死、房颤。

用法:水煎服,每日 1 剂,头煎、二煎药液相混,早、中、晚分 3 次服。亦可共碾为末,炼蜜为丸,每丸重 9g,每日服 3 丸。

方歌:益气通痹芪辛茇,赤川丹龙元桂楂;

　　　瓜蒌莪术淫羊藿,通补兼施可效法。

方药浅析:该方立足气虚血瘀、虚实夹杂的基本病机,以瓜蒌豁痰散结,宽胸理气;桂枝、细辛、荜茇辛香温通,通阳宣痹,以止顽痛;针对性地选择川芎、赤芍、丹参、莪术、延胡索、生山楂、广地龙,以活血祛瘀,通脉止痛。方中以炙黄芪益气、运血、生肌,周信有认为黄芪既有益气扶正作用又有通脉作用,并有扩张血管和冠状动脉、改善微循环增强人体免疫功能和强心降压利尿的作用。淫羊藿补肾助阳,上煦心阳,以统血脉,疏通瘀阻。医书记载,淫羊藿辛温偏燥,阴虚相火易动者忌用,周信有认为其性甘温而偏平,温而不燥,升中有降,无升阳动火之作用,对一切寒证、虚实夹杂之症,均可用之。方中淫羊藿配合黄芪,一治先天一治后天。

加减运用:若证偏阴虚阳亢,或血压偏高,表现烦热、心悸、口干、头晕、耳鸣症状者,可去温经散寒之桂、辛、荜茇和温肾助阳之淫羊藿,加生地黄、黄连、茺蔚子、首乌藤等品。如果血压偏低,而表现气短、虚弱无力,脉沉细弱,舌质淡嫩等阴虚气脱之象,则原方去桂、辛、荜茇加生脉散以补气养阳,复脉救脱。若病情进一步严重,表现气虚阳脱,心阳不振,肾阳衰微,症见四肢厥冷,面色苍白,冷汗淋漓,舌质胖淡或暗紫,脉微欲绝等,则在原方基础上加红参 9g,五味子 9g,制附片 15g,干姜 9g,肉桂 6g。

临证备要:本方组成体现治疗冠心病通补兼施、综合运用、整体调节的治疗原则,是治疗冠心病的基本方。

益元通痹汤

处方:党参 20g,炒白术 9g,黄芪 20g,淫羊藿 20g,赤芍 15g,川芎 9g,丹参 20g,地龙 20g,五味子 20g,苦参 20g,生地 20g,首乌藤 20g,制附片 9g,桂枝 9g,炙甘草 9g,三七粉(冲服)5g。

功效:补益脾肾,理气活血,养心安神。

主治:冠心病,心律失常。症见胸部窒闷、疼痛、憋气,心悸怔忡,夜寐不安,神疲体倦,面色晦暗,手足汗出等。

用法:水煎服,每日 1 剂。头煎、二煎药液相混,早、中、晚分 3 次服用。

方歌:参术芪仙味,赤川丹龙桂;

苦参藤生地,附片草三七。

方药浅析:本病亦属中医学"胸痹""心悸动"范畴。系脾肾虚损,心阳不振,脉失统运,气滞血瘀,心不藏神所致。故以党参、炒白术、黄芪、炙甘草、淫羊藿、桂枝等补益脾肾,益气助阳,以统运血脉;五味子益气敛阴;生地滋阴养血;首乌藤养心安神。因本病多表现气虚血瘀心脉失统,故复以赤芍、川芎、丹参、地龙等养心通脉。制附片温补脾肾,散寒止痛。根据临床经验并结合和药理研究,苦参有较好的抗心律失常作用,对各种快速型心律失常均有一定疗效。故本方重用苦参以抗心律失常。诸药相合,共奏补益脾肾,理气活血,养心安神之功。

加减运用:胸闷、憋气加瓜蒌、半夏;血瘀加郁金、元胡、莪术;血压高加菊花、钩藤、茺蔚子。若表现气阴两虚,阳亢悸动,又当佐黄连以清心宁神,佐生龙骨、生牡蛎、灵磁石以潜镇安神。若病势缠绵,累及肾命,表现肢冷、畏寒现象,亦可增加温阳散寒,扶命助阳之品。

临证备要:本病基本病机多为本虚标实。患者表现心悸,气短,心前区疼痛,动则加重,并伴神疲乏力,易汗,脉沉细等,皆为气虚,阳虚之证。气虚不运则血脉瘀滞,心脉痹阻,心阳不振;脾阳不运则寒凝血瘀,痰浊内生。可见痰浊与瘀血皆为在本虚基础上产生的标实。痰浊和瘀血闭塞心脉,不通则痛,从而产生心前区闷痛不适。

益肾壮骨丸

组成:桂枝 90g,黄芪 200g,当归 90g,丹参 90g,赤芍、白芍各 90g,鸡血藤 200g,延胡索 200g,淫羊藿 200g,骨碎补 200g,狗脊 120g,怀牛膝 120g,补骨脂 120g,巴戟天 120g,天麻 90g,全蝎 60g,党参 200g,生龙骨、生牡蛎各 300g,熟地黄 90g,甘草 90g。

功效:温肾助阳,滋肾填髓,强筋壮骨,益气养血,祛瘀通痹。

主治:骨质疏松所致腰膝酸软,疲倦乏力,周身或骨折部位骨痛,肢体活动障碍,肢体某部位骨折,肌肉萎缩等。

用法:共碾为末,炼蜜为丸,每丸重 9g,每日服 3 丸。亦可水煎服,取该方 1/10 量为准,每日 1 剂,头煎、二煎药液相混,早、中、晚分 3 次服。

方歌:桂草龙牡二芍归,麻藤二参蝎元芪;

　　　藿天脂地狗骨膝,滋肾祛瘀益精髓。

方药浅析:本病病位在骨,老年人易患,是由肾精亏乏,不能生髓滋骨,而致腰膝酸软,体倦乏力,骨松易折,此其病本,故本方以大队温肾助阳、滋肾填精之品以培补肾元,强筋壮骨。如淫羊藿,补骨脂、巴戟天、骨碎补、狗脊、怀牛膝等。肾元亏损,不能鼓舞生机,温煦气血,而致气血涩少瘀滞,骨痹疼痛,此又由虚而致瘀,是其病机。故本方又以党参、熟地补益气血;以当归、丹参、赤芍、白芍、鸡血藤、延胡索等养血和血、祛瘀通痹。又以桂枝温经通脉,以天麻、全蝎祛风舒筋。共奏标本兼顾、虚实兼治之效。

益胃平萎汤

组成:党参 20g,炒白术 9g,黄芪 20g,陈皮 9g,姜半夏 9g,香附 9g,砂仁 9g,鸡内金 9g,炒白芍 20g,莪术 20g,蒲公英 15g,甘草 6g。

功效:益气和胃,祛瘀止痛,生肌平萎。

主治:萎缩性胃炎,临床以胃脘胀痛,嗳气,纳差,疲乏无力,胃酸减少为主要表现。

用法:水煎服。

方歌:益胃平萎术芪参,香砂陈夏鸡内金;

　　　莪术白芍公英草,瘀去痛止可服膺。

方药浅析:方中以参、术、芪补中益气,健脾生血,托里生肌。以白芍、莪术等养血祛瘀,以促进胃黏膜血液循环,增加局部营养,起到生肌平萎之功。脾虚不运,胃失和降,故以陈皮、半夏、香附、砂仁、鸡内金等以和胃利气,消胀助运。胃镜所见胃黏膜常有充血、糜烂现象,故佐苦寒清降之蒲公英以助疗效。

加减运用:伴有肠上皮化生者,加水蛭 9g;伴有胃黏膜粗糙不平,隆起结节者,加王不留行 15g,海藻 15g;伴有胃溃疡或十二指肠球部溃疡加白及 9g,三七粉(分 2 次冲服)5g;胃酸减少或无酸者,加木瓜 9g,乌梅 9g,山楂 15g。

临证备要:本病以气虚、气滞、胃络瘀滞为多见。

风湿骨痛方

处方:地鳖虫 9g,川牛膝 24g,川木瓜 24g,杜仲 24g,地龙 24g,桂枝 9g,乳香 15g,生地黄 18g,川乌头 9g,香附 9g,羌活 9g,独活 9g,丹参 15g,细辛 6g,延胡索 15g。

功效:活血祛瘀,调补肝肾,强壮筋骨,疏风通痹,温经止痛。

主治:由骨质增生引起的四肢或头、肩、腰脊等不同部位酸、麻、疼痛,甚则手不能举,足不能步。

用法:水煎服,每日 1 剂,分 2~3 次服。亦可共碾为末,炼蜜为丸,重 9g,日服 3 丸。

方歌:风湿骨痛地鳖虫,杜仲牛膝乳丹龙;
　　　羌独辛桂川乌头,木瓜香附生地同。

方药浅析:方中土鳖虫活血祛瘀,为骨伤科要药,功专走窜通络,且可直达病所,改善骨内血液循环,增进对骨质的营养,故取土鳖虫一味为本组方的君药。肾精亏损,骨失所养,亦为本病的重要病机,故方中以杜仲、牛膝等以扶正培本,补益肝肾,强壮筋骨,与活血祛瘀药地龙、丹参、乳香等同用,补虚祛瘀相辅相成,相得益彰,故均可视为本组方的臣药。方中桂枝、川乌头、细辛等温经散寒,开痹止痛;羌活、独活等疏风散寒,通痹止痛,均是针对驱散风寒湿外邪而施治,可视为本组方的佐药。木瓜舒筋通络,香附理气消滞,生地养阴润燥,可作为本组方的佐药或使药看待。

临证备要:骨质增生是人体常见的一种退行性病变。人到中年以后,肾精渐亏,骨失所养,结合外因由风寒湿之邪阻闭经络,而致骨质增生异常。属中医痹证范畴、在治疗上,宜用活血祛瘀之地鳖虫、丹参、地龙、乳香等,以改善微循环,增加血流量,消除经络之瘀滞。

舒胆消炎冲剂

组成：柴胡 30g，茵陈 50g，败酱草 30g，生大黄 12g，金钱草 30g，青皮 30g，郁金 30g，槟榔 30g，延胡索 30g，赤芍 30g，香附 15g，川楝子 15g，枳实 20g，鸡内金 20g，使君子肉 30g，栀子 20g。

制法：上药混匀，共为粗末，水煎浓缩，制成浸膏颗粒冲剂。

用法：口服，每次 8g，每日 2 次，饭后服，每服 6 日停服 1 日，可间断服 30~60 日，进行观察；或遵医嘱。

功效：消炎、利胆、退黄、化石、排石、驱蛔。

主治：急性或慢性胆囊炎、胆石症、胆道蛔虫，黄疸（包括胆道梗阻性黄疸、黄疸型肝炎）。

附　舒胆消炎冲剂辅助方剂

方剂一号：金银花 20g，连翘 20g，黄芩 15g，板蓝根 20g，虎杖 20g，牡丹皮 5g，竹茹 9g，水煎服。

主治：急性或慢性胆囊炎，证见往来寒热，胸胁苦满、疼痛、心烦、喜呕等。有清热利胆之功效。

方剂二号：金钱草 30g，瓜蒌 9g，半夏 9g，片姜黄 15g，广木香 15g，薏苡仁 30g，水煎服。

主治：胆石症，有疏肝利胆、排石、化石之功效。

方剂三号：乌梅 20g，花椒 9g，川黄连 6g，苦楝皮 15g，广木香 15g，当归 9g，水煎服。

主治：胆道蛔虫。有利胆安蛔、驱蛔作用。

贴心护肝康

组成：制马钱子 30g，川乌、草乌各 20g，制乳香 20g，没药 20g，三棱 20g，莪术 20g，生南星 20g，川芎 20g，丹参 20g，肉桂 20g，荜茇 20g，党参 30g，黄芪 40g，女贞子 30g，淫羊藿 40g，地龙 30g，板蓝根 40g，茵陈 40g，冰片 5g，苏合香 30g，麝香 1.5g，二甲基亚砜适量。

制法：上药共为细粉，掺匀，再以医用凡士林适量，将苏合香、冰片、麝香研粉加入，调成软膏状，再加入适量二甲基亚砜溶液剂即成。

用法：将药薄敷于纱布上，外以胶布固定。将药膏贴于肝区、心区或疼痛部位。

功效：内病外治，益气培元，活血化瘀，软坚散结，散寒止痛。

主治：心、肝系统慢性疾患，如慢性肝炎、肝硬化所致之胁痛、肝脾肿大、冠心病、病毒性心肌炎所致之心前区痛、胸闷气憋等，以及风寒湿痹痛、骨质增生、椎间盘脱出所致之疼痛等。

补肾排毒汤

组成:熟地黄20g,山萸肉20g,党参20g,白术(麸炒)20g,生黄芪30g,云茯苓15g,益母草20g,丹参20g,淫羊藿(羊脂油炙制)20g,制附片9g,怀牛膝9g,生大黄6~10g。

功效:益气温肾,活血利水,通腑泄热。

主治:慢性肾功能不全。

用法:水煎服,日1剂,早、晚温服。

方歌:熟地萸肉淫羊藿,茯牛丹军参术芪;

附片坤草助肾功,寓补于通法堪倚。

加减运用:阳虚偏重者,加巴戟天20g,仙茅20g;偏阴虚者,加女贞子20g,鳖甲(醋制)30g;蛋白尿长期不退者,生黄芪加至50g,另加生水蛭粉5g,早晚分冲;血尿明显者,加白茅根30g,仙鹤草30g;血尿素氮、肌酐明显升高者,生大黄可加至20g,另加生牡蛎30g。

临证备要:慢性肾功能不全在中医学中属于"水肿""关格"等病的范畴。周信有教授认为治疗本病的思路应集中于保护残存肾功能,促进体内代谢废物的排泄,改善机体的自中毒症状。本方是集泄浊、祛瘀、扶正三法于一体的综合应用。临证加减方面,水蛭不焙炙,一律生用,可装入胶囊吞服,减轻服药刺激。应用生大黄治疗该病,是取其通腑泄浊之效,给邪以出路,临证不可拘泥其用量。用通下泄水、温肾排毒治疗尿毒症,制附片、生大黄为必用,制附片可加至30g。

皮疾蠲

组成:白鲜皮 20g,地肤子 9g,苦参 20g,板蓝根 20g,土茯苓 20g,浮萍 9g,蝉蜕 9g,赤芍 20g,丹参 20g,紫草 20g,防风 9g,白蒺藜 20g,何首乌 20g。水煎服。

功效:疏风祛湿,清热解毒,凉血和营。

主治:临床常见的湿疹、荨麻疹、风疹、脓疱疮、带状疱疹等而以瘙痒症状为主的皮肤病。

用法:水煎服,日 1 剂,早、晚分 2 次温服。

方歌:鲜皮地肤苦茯苓,蝉萍赤芍紫防根;

　　　蒺藜首乌生地黄,和营祛风止痒功。

方药浅析:方中以防风、浮萍、蝉蜕疏风止痒,经验证明,浮萍、蝉蜕有抗过敏的作用,临床多用于治疗荨麻疹和各种皮肤瘙痒之症;以白鲜皮、地肤子、苦参清热利湿,此三味药相伍,以治疗各种皮疹瘙痒症见长;以板蓝根、土茯苓清热解毒;赤芍、丹参、紫草凉血和血;何首乌有补血益精之功,临床常用于治疗瘰疬痰核及各种皮肤病等,老年性皮肤瘙痒尤为适宜。本方用白蒺藜是取其清风热、抗过敏之作用,以治疗皮疹瘙痒。

加减运用:若热毒壅盛,皮肤呈潮红、灼热、化脓,加金银花 20g,连翘 20g;皮疹瘙痒难忍,加蛇床子 20g,全蝎 6g。

临证备要:周信有教授认为本病的发生,总的来讲,多系素体血热,湿热内蕴,风邪外侵,风、湿、热三邪搏于肌肤,以至血行不畅,营卫失和而发生。故对本病的治疗,一般是以疏风祛湿,清热解毒,凉血和营为大法。具体病因病机分析如下。

1.《诸病源候论》谓:"风瘙痒者,是体虚受风,风入腠理,与气血相搏,而俱往来于皮肤之间,邪气微不能冲击为痛,故但瘙痒也。"瘙痒的致病因素主要是风邪侵表,与血气相搏。风邪善行而数变,故其痒常流窜不定,遍发全身,迅发速消。西医学认为本病的发病机制主要是变态反应所致。

2. 引起瘙痒的致病因素还可因湿胜所致。故其痒多见于人体下部的皮肤病,其皮疹损害常伴糜烂、溃疡、脓水淋漓,如湿疹。

3. 血分有热,营卫失和亦是引起皮疹、瘙痒的主要病因。皮肤疮疡症见痛痒,其病因病机亦多属心火盛、血分有热,热郁肌肤、营血之中,热甚则痛,热微则痒。皮肤病热盛作痒,则皮损多见色红、灼热、化脓、痒痛相兼,入暮或得热尤甚。

温中愈溃汤

组成:党参20g,炒白术9g,黄芪20g,当归9g,炒白芍20g,丹参20g,延胡索20g,三七粉(分冲)4g,白及15g,海螵蛸30g,砂仁9g,鸡内金15g,香附9g,制附片9g,干姜6g,甘草9g。

功效:健脾益气,温中和胃,祛瘀生新。

主治:证属脾胃虚寒型的各类消化性溃疡。

用法:水煎服,日1剂,早、晚分2次温服。

方歌:温中愈溃参术芪,归芍香附丹乌及;

元胡砂仁鸡内金,干姜附片草三七。

方药浅析:方中参、术、芪、草有补中益气,健脾生血,托里生肌之功。现代药理研究表明,参、芪、草具有抗溃疡作用,能改善微循环,增加胃黏膜血流,促进溃疡愈合,提高机体抵抗力。当归、白芍、丹参、延胡索等养血和血、化瘀之品具有明显的增加胃黏膜血流、增强溃疡局部营养、活血生肌、促使溃疡愈合的作用。活血祛瘀乃治疗本病的重要方法,故方中所用药物较多,配用化瘀止血之三七,可收相得益彰之功。"无酸不成溃疡",故方中以海螵蛸制酸止血,中和胃酸,防止氧离子反渗,且对胃黏膜可起到重要保护作用。白及可止血生肌,香附、砂仁、鸡内金和胃理气消食,有调理肠胃蠕动之功。附子、干姜可温中散寒止痛。

加减运用:在随症加减方面,如寒象重或疼痛明显者,可加大制附片用量至15~30g;若证系胃阴不足,胃脘隐痛伴灼热感,口干口苦,大便秘结,舌红少苔者,可减去温燥之品附子、干姜、砂仁等,加滋阴养胃之品沙参、麦冬、石斛各15g。制酸剂之配伍则要视寒热虚实不同而选择,属虚属寒者可选海螵蛸、煅龙骨、煅牡蛎、甘草等;属实属热者,可选浙贝母、左金丸(入煎或另吞)6~10g。而瓦楞子、鸡蛋壳、海蛤壳等性平之品,属寒属热者均可酌选。对于制酸剂需坚持作为佐使药伍用,因这类药物在抑酸、保护胃黏膜、调整肠胃的运动和分泌等方面,均有协调、促进作用,且泛酸、吞酸症之有无,并非与胃酸分泌的高低成正比。因此即使临证无泛酸之症,亦要使用些类药物。大便隐血试验阳性,或呈柏油样便者,可加服白及粉 3g、三七粉 3g、大黄粉 1.5g,混匀调成糊状或装入胶囊,每日分 3 次服;亦可单加白及粉 9g,每日分 3 次调服;若日久溃疡不愈,时见大便潜血者,可加服白及粉 3g、三七粉 3g、乌贼骨 3g、黄芪粉 3g,混匀调成糊状或装入胶囊,每日分 3 次吞服。

益肾温通排石汤

组成：制附片（先煎 1 小时）15~30g，干姜 6~9g，补骨脂（酒炒）20g，巴戟天（盐制）20g，炙黄芪 20~30g，党参 20~30g，王不留行（炒）20g，冬葵子20g，赤芍 20g，莪术 15g，鸡内金 20g，槟榔片 30g，车前子（包煎）15g，泽泻9g，金钱草 30g。

功效：益气温肾，活血化瘀，利水排石。

主治：临床用于尿路结石嵌顿性积水和老年尿路结石，肾功能不佳的患者。

用法：采用大剂冲击法，即每次煎取之药量在 500ml 以上，以增加尿量，服药后再跳跃 5 分钟，以冲刷、推荡和松动结石。

方药浅析："附子无姜不温"，两者相得益彰，与补骨脂、巴戟天同用温肾助阳；参、芪共奏益气之效；行气利水药选取槟榔、王不留行、冬葵子、泽泻、车前子；鸡内金、金钱草攻坚、溶石；赤芍、莪术活血祛瘀。需要指出的是：周信有教授在创制该方时，对于方中行气利水、攻坚溶石与活血祛瘀三组药物的选取，在依照诸药组剂谐和的前提下，既考虑到了药物的"个性"又兼顾了药物的"共性"。这种标本兼顾、补利兼施综合运用的方法，既重视扶正培本以增强肾脏功能，又重视治标，通过利水、祛瘀、利气的治法，以增强对结石的洗刷、推冲、溶解作用，该方体现了中医整体调节的治疗原则。

加减运用：凡有泌尿系感染现象的，酌加黄柏、紫花地丁、蒲公英、石韦、金银花、土茯苓等；临床若炎证粘连较重，已有梗阻、积水存在的较大结石，应以活血化瘀为主来组方，可选用三棱、莪术、乳香、没药、川牛膝、丹参、赤芍、延胡索等，并合用鸡内金、皂角刺等软坚药来直接对结石软化和溶解；若见虚象者，酌情重用补气药，以扶助正气，增加平滑肌的紧张性以助排石；若迁延至肾积水并损及肾功能时，表现虚寒之象，用温阳利水法，以加强肾功能,加强肾盂及输尿管的蠕动,以助排石和消除积水。

临证备要:周信有教授治疗尿路结石用药,常由清利化瘀、软坚、行气三组药组成。周信有教授强调:服用该方时,应采用大剂冲击法,即每次煎取之药量在 500ml 以上,以增加尿量,服药后再跳跃 5 分钟,以冲刷推荡和松动结石。另外,服常规方 10 剂左右后不管有无气虚表现均可加用益气药。

脑血栓协定方

组成:制何首乌 20g,桑椹 15g,黄芪 30~60g,当归 9g,赤芍 20g,丹参 30g,川芎 20g,广地龙 20g,生山楂 20g,泽泻 9g,红花 9g,鸡血藤 20g。

功效:滋肾益气,活血化瘀,通脉降脂。

主治:因动脉硬化、高血压,而导致的偏瘫、失语、失读、失写等病症的中老年患者。

用法:水煎服,每日 1 剂,头煎、二煎药液相混,早、中、晚分 3 次服。

方歌:黄芪桑椹制首乌,赤川丹红龙归入;

　　　泽泻山楂鸡血藤,通补兼施效可睹。

方药浅析:本方是周信有教授在继承清代王清任创制补阳还五汤治疗中风及半身不遂经验的基础上,参考历代医家有关论述,结合自身多年临床经验及中药现代化药理学研究成果,并充分考虑方中诸药的"和合"特性而协定创制。

总体来讲,本方是在滋肾益气的基础上加用大量活血化瘀的药物。何首乌滋肾益髓,有柔润血管、降低胆固醇及抗动脉硬化作用。黄芪益气助运,有推动血脉运行之功。所用大量活血化瘀药,是为了改善血流动力,防治血栓形成。现代药理学研究表明,这类药都具有明显的改善微循环障碍及抗血栓形成作用。

加减运用:临床中若患者血压较高则应加夏枯草 15~20g、钩藤 6~9g;视物昏花明显者加枸杞子 20g、菊花 20g;肢体麻木者加豨莶草 15g;面部麻木加僵蚕 9g;肌肉跳动者加白芍 15~20g、木瓜 9g;痰浊壅盛者加天竺黄 9g、胆南星 15g、菖蒲 9g 等。此外,对痰壅昏迷的中风实症患者,亦可加服生水蛭粉,每次服用 2.5g(考虑服药刺激,亦可装入胶囊吞服),早、晚各服一次。

脑萎缩经验方

组成:熟地黄 90g,枸杞子 150g,女贞子(黄酒蒸制)150g,淫羊藿(羊脂油炙制)200g,补骨脂(盐制)150g,五味子(蜜制)90g,当归(酒浸)90g,丹参200g,川芎 150g,广地龙 150g,桂枝 90g,仙茅 150g,远志 90g,菖蒲 90g,郁金 90g,炒酸枣仁 200g,炙黄芪 200g,天竺黄 90g,甘草 90g。

功效:益肾填髓,和血通脉,养心安神,豁痰开窍。

主治:脑萎缩后,肾精亏损,脑髓空虚,元神失养,而出现健忘惰怠、精神疲倦、意志衰退、兴趣淡漠等,渐至思维困难、失语、失认等。

用法:以上方药研细,炼蜜为丸,每丸重 9g,每次 1 丸,早、中、晚分 3 次服用,其中,早、中两次食前服;晚上睡前服。

方歌:藿脂贞杞九地芎,五味归参佐地龙;

远志菖蒲郁金讨,芪桂茅草竺枣仁;

益肾填髓通血脉,豁痰开窍复元神。

方药浅析:方中以熟地黄、枸杞子、女贞子、淫羊藿、仙茅、补骨脂益肾填髓;当归、丹参、川芎、广地龙、桂枝和血通脉;远志、菖蒲、郁金、炒酸枣仁养心安神;天竺黄豁痰开窍;黄芪益气固本。现代药理研究表明,熟地黄具有促进骨髓造血之功;石菖蒲、郁金、地龙活血通络,化痰开窍,能增强巨噬细胞的吞噬作用,解除血管痉挛,抗凝溶栓、降血脂、改善血液高黏状态,激活脑细胞,维持脑功能。石菖蒲还可以明显改善或消除记忆功能的障碍,提高学习、记忆能力。

临证备要:

1. 周信有教授认为治疗本病,宜以益肾填髓为主。而心藏神主血脉,故又当辅以养心安神、补血通脉之法。通过养血通脉,促进血液循环,增加脑血流量,改善脑萎缩病理状态,亦是非常重要的治疗原则。因本病主要表现为神智障碍,故又当使佐以养心安神豁痰之法。周信有强调脑萎缩总的治法为：益肾填髓，和血通脉，养心安神，豁痰开窍。

2. 本方亦可按照 10∶1 的比例，变为汤剂服用，但不适宜久服。由于该病病程较长，治疗周期亦长，且患者多为老年人，治疗时应综合考虑。周信有教授主张，对需要长期服药治疗的老年患者，应予以丸药以缓图之。

头风蠲痛汤

组成：川芎 30g，白芷 20g，菊花 20g，僵蚕 9g，生白芍 20g，茺蔚子 20g，蔓荆子 20g，蝉蜕 9g，藁本 9g，胆南星 6g，白附子 6g，生龙骨、生牡蛎各 30g，石决明 30g，细辛 4g，薄荷 9g。

功效：疏风利窍，涤痰祛瘀，通络止痛。

主治：因脉络痹阻或失养，清窍不利而致的偏头痛、丛集性头痛、紧张性头痛等各类血管性头痛。

用法：水煎服，每日 1 剂，头煎、二煎药液相混，早、中、晚分 3 次服。

方歌：芎芷蔓荆菊藁本，茺蔚白附僵蝉星；

　　　龙牡杭芍石决明，少入薄辛头风宁。

方药浅析：方中川芎气味辛温，入肝经，能上达巅顶，为血中之气药，有"上行头目，下行血脉"之功效，善祛风邪，通经脉而止头痛，为治头痛之要药；白芷、菊花、蔓荆子宣发清阳，醒脑，祛头风，止头痛；白芍平肝养血；生龙牡、石决明平肝潜阳息风，镇静安神；蝉蜕、薄荷凉肝息风；藁本、细辛祛风胜湿，通窍止痛；南星、白附子专走经络，善祛风痰止痛；细辛、薄荷味辛，且轻清灵动，能通闭散结。诸药合用，共取疏风通络、涤痰平肝、化瘀止痛之效。

加减运用：川芎辛温走窜，活血化瘀，散风止痛，病情严重者，川芎可用至 40~50g。风寒头痛者，加川草乌各 6g，荜茇可用至 25g。久痛入络，亦可加地龙 20g，全蝎粉（冲服）3g，蜈蚣（焙研粉冲服）2 条，以增加入络搜邪之功。风火上攻者加生石膏 40g。

临证备要：周信有教授认为，凡六淫之邪外袭，上犯巅顶，阻抑清阳，或七情内伤，肝失疏泄，导致气机逆乱，痰瘀阻络，脑失所养，以致不荣不通，均可发为头痛。而大多数头痛，均与风、痰、瘀三者密切相关，风为病因，而痰、瘀既是病理产物，同时又是致病因素，故治疗头痛的关键在于抓住风、痰、瘀。本方酌情化裁，亦可用于治疗癫痫病。

咳喘祛邪固本方

组成:党参9g,炙黄芪20g,五味子(蜜制)15g,淫羊藿(羊脂油炙制)20g,补骨脂(盐制)20g,半夏9g,茯苓9g,杏仁(麸炒)9g,桑白皮(蜜制)9g,紫菀(蜜制)9g,款冬花(蜜制)9g,白前9g,广地龙9g,炙甘草9g。

功效:调补脾肾,祛痰止咳,利肺平喘。

主治:本方适用于慢性支气管炎迁延期及缓解期。症见久病咳喘,迁延不愈,咳嗽,咳痰,呼吸气促,时轻时重。

用法:水煎服,每日1剂,头煎、二煎药液相混,早、中、晚分3次,食后服。

方歌:咳喘祛邪固本方,参芪五味藿夏襄;

　　　茯杏桑皮草骨脂,紫菀冬花龙前尝。

方药浅析:中医认为"肺不伤不咳,脾不伤不久咳,肾不伤咳而不喘"。久病咳喘,迁延不愈,系肺、脾、肾三脏交亏。"缓则治本",故迁延期、缓解期的治疗,应着重培本补虚,调补脾肾,以治其本;但也要兼顾其标,辅以祛痰止咳,利肺平喘之品。故本方以党参、黄芪、甘草、五味子、淫羊藿、补骨脂、茯苓等以调补脾肾,扶正培本,以资收到长期疗效。在扶正培本的基础上,兼治痰浊之标实,辅以大队利肺化痰,止咳平喘之品,如半夏、杏仁、桑皮、紫菀、款冬花、白前等,以利痰液通畅排出,使其收到短期效果。并以地龙解痉定喘,因蚯蚓中有一种含氮物质,对支气管有显著扩张作用,是扩张支气管以平喘的良好药物。本方是在止嗽散、二陈汤、定喘汤的基础上加减化裁而来。

加减运用:如果病势缠绵,上盛下虚,肺肾出纳失常,则应加重补肾纳气,培补其下,加肉桂、沉香,若能加入蛤蚧、冬虫夏草更佳,对改善呼吸功能有一定好处,亦可配合应用蛤蚧粉(冲服)4g,紫河车粉(冲服)9g;如系干咳痰稠,应加滋阴生津之品,如沙参、麦冬等,使其痰增加,由稠变稀,容易咳出,即可减少咳嗽;如系痰多气壅,用刺激性祛痰药物,使其痰能排出,痰除则咳喘易止;麻黄可缓解气管痉挛,为治咳喘要药,若咳喘严重,可加蜜炙麻黄10g左右;久咳不止,可加罂粟壳6g,此为定喘止咳良药,但中病即止,以防久服成瘾;痰多加川贝母,或川贝母与半夏同用,以增强疗效;若痰浊有化热倾向,黏稠不易咯出,此时慎用干姜、桂枝等大辛大热之品,以免助邪化热,可酌加清解之品,如黄芩、鱼腥草等,或黄芩、桑白皮相配,以泄肺平喘清热,或配以黄芩、广地龙清热解痉定喘,以防痰湿转化痰热,引起急性发作。

临证备要

1. 对于病势缠绵,上盛下虚,肺肾功能失常的患者,亦可在服用基础方的基础上,用红参9g,蛤蚧(去头)1对,冬虫夏草9g,五味子(蜜制)9g。水煎服,每日1剂。症状控制后改为粉剂,酌情服之。需要指出的是,动物实验表明,蛤蚧既有雄激素样作用,又有雌激素样作用,尤以尾部为强,儿童重用之可能引起性早熟,临床使用时,应予以高度重视。

2. 上文所述基础方治疗慢性咳喘,亦可用冬病夏治之法,即在夏季缓解期进行固本治疗,往往到了冬季发病季节,病情大为减轻或杜绝疾病发生,收到长期治疗效果。概而述之,这种对慢性支气管炎迁延期、缓解期标本兼顾的治疗原则,既有利于巩固长期疗效,亦有利于收到短期止咳祛痰平喘的效果。

胆石症协定方

组成：柴胡 30g，茵陈 40g，青皮 30g，郁金 30g，槟榔 30g，大黄（后下）9g，延胡索 15g，香附 15g，川楝子 9g，枳实 20g，鸡内金 20g，金钱草 30g，赤芍 20g。

功效：疏肝理气，利胆通腑。

主治：适用于分布在胆囊、总胆管、肝管中的直径不超过 1cm 且不伴有粘连、嵌顿等情况的胆石症。

用法：水煎服，1 个月为 1 个疗程。第一疗程：每日 1 剂，每剂煎两次，煎一次服一次，早、晚饭前服。第二疗程：每日 1 剂，头煎、二煎药液相混，早、中、晚分 3 次饭后服。

方歌：柴茵郁青槟大黄，枳实元楝香附偿；

　　　钱草赤芍鸡内金，疏利甲乙排石方。

方药浅析：对本病的治疗，本着腑以通为用的原则（因胆为六腑之一）。经验证明，疏肝理气、利胆通腑之品均具有不同程度的排石作用。其中尤以破气药青皮、枳实、槟榔最为明显。实验表明，槟榔能加强胆囊收缩，有利于促进结石排出。本方所用的赤芍、郁金、延胡索等活血祛瘀药，有祛瘀利胆排石之功。柴胡、茵陈、金钱草等均有较明显的利胆作用。至于鸡内金，是取其化石的作用。

加减运用：呕吐加半夏 9g，竹茹 9g。

临证备要

1. 对于慢性胆囊炎、胆石症患者，由于肝郁气滞，肝的疏泄功能减弱，可出现湿浊不化，湿聚痰生，湿热蕴结，阻滞胁络，不通则痛之证。另外久病可致瘀，肝胆气滞，日久必及于血，而成气滞血瘀证，如叶天士所云："久发、频发之恙，必伤及络，络乃聚血之所，久病必瘀闭。"如胆囊壁增厚，或有瘢痕组织纤维化，囊腔变窄，囊壁淋巴细胞浸润等"血瘀"的表现。故在治疗本病时加用活血化瘀药,疗效更为理想。

2. 目前所采用的化石药主要有黄芪、白术、薏苡仁、金钱草、茵陈、防己、威灵仙、乌梅、鸡内金等。其实排石、化石作用是互为交叉的,故在具体应用上,须加以配合。唯对粘连、嵌顿之结石,应慎用理气之品。

控糖抑消降脂方

组成:生黄芪30~60g,党参20g,生山药30g,黄精(黄酒制)20g,生地黄20g,玄参20g,生北五味子(捣)15g,山萸肉(黄酒制)20~30g,制何首乌20g,肉苁蓉20g,丹参20g,赤芍20g,生山楂20g。

功效:补脾益肾,滋阴清热,益气生津,活血化瘀。

主治:临床患糖尿病后,症见疲乏无力,日渐消瘦,口渴多饮,多食善饥,尿多;以及并发冠心病、脑血栓、视网膜病变、坏疽、肾病等。

用法:水煎服,每日1剂,头煎、二煎药液相混,早、中、晚分3次食后服。

方歌1:控糖抑消降脂方,参芪萸精药地黄;

　　　　丹玄首乌北五味,山楂苁蓉赤芍尝。

方歌2:参药芪精地玄味,萸肉首乌楂苁配;

　　　　赤芍丹参除虚瘀,诸法一炉消渴退。

方药浅析:本方是周信有撷取增液汤、生脉散、白虎加人参汤、玉女煎、六味地黄丸、玉泉散、补阳还五汤诸方之长,吸收历代医家有关"消渴"的论述精华,结合自身多年临床经验,参考西医学对糖尿病在病理学、生理学方面的最新研究成果,并充分考虑方中诸药的"和合"特性而创制的经验方。方中黄芪、党参、山药三者相配,补脾益气;生地、玄参滋阴清热;黄精、山萸肉、何首乌、肉苁蓉共奏益肾之功;赤芍、丹参活血化瘀;生山楂散瘀降脂;五味子益气、生津、补肾,且其性味酸温,协同山楂,亦有取"酸胜甘法"治疗糖尿病之意。周信有指出:本方除具有明显降糖作用外,还具有降血脂、提高免疫功能、控制尿糖、改善临床症状等综合作用。

加减运用:烦渴突出者加生石膏40~80g、黄连9g,或选用白虎加人参汤。白虎加人参汤对改善症状、降低血糖和尿糖有显著作用;全身瘙痒者加白蒺藜、地肤子;上消用玉米须,量要大,入药或煎水代茶;消化不良者加鸡内金。

临证备要

1. 据临床观察,多数患者均表现气阴两虚的症状特点,如疲乏无力,日渐消瘦,口渴多饮,多食善饥,尿多等。因此,益气养阴就成了治疗糖尿病的基本原则。临床及实验观察表明,益气养阴法对改变糖耐量和胰岛分泌功能,有双向调节作用。而从其病位来讲,医家多主张从脾肾论治入手。戴元礼有"三消久久不治气极虚"的观点,多数医家宗张锡纯,重用黄芪治消渴。

2. 活血化瘀治疗本病,可直接或间接地起到纠正糖、脂肪和蛋白质代谢紊乱的作用,对防治糖尿病性并发症具有一定的作用。中医认为糖尿病血瘀的病机系"因虚致瘀",主要为阴虚及气虚致瘀。对糖尿病的治疗,采用补脾益肾、滋阴清热、益气生津、活血化瘀的诸种方法综合运用和整体调节的治疗原则。

育阴消斑饮

组成:生地黄 20~30g,玄参 20~30g,枸杞子 15~20g,墨旱莲 20g,当归 9~15g,紫丹参 20g,牡丹皮 9g,赤芍 20g,茜草 15g,益母草 20g,紫草 20g,三七粉(分冲)4~6g,板蓝根 20g,槐花 20g。

功效:养阴清热,凉血和营,止血化瘀。

主治:适用于证属阴虚内热、络损血溢的紫癜患者。症见皮肤紫癜、黏膜出血。

用法:水煎服,每日 1 剂。头煎、二煎药液相混,早、中、晚分 3 次服。

方歌:育饮消斑杞地玄,四草丹归牡丹全;

　　　槐花赤芍板蓝根,三七冲服紫斑蠲。

方药浅析:方中生地黄、玄参滋阴清热,枸杞与二药配合,以增强滋阴之效;茜草、益母草、紫草、三七等合用,起到止血和化瘀作用;当归、紫丹参、赤芍、牡丹皮共奏活血化瘀之功;板蓝根清热凉血;槐花凉血止血。诸药"综合运用"标本兼治,达到养阴清热,凉血和营,止血化瘀之功效。治疗阴虚内热,络损血溢型紫癜,起到扶正不留邪、祛邪不伤正、止血不留斑的效果,使旧血除,新血生,邪去正复,阴平阳秘。

加减运用:若发热重而迫血安行者,加蒲公英 20g,人青叶 20g,连翘 20g,生石膏 60g;若常有鼻出血,牙齿出血者,加白茅根 20g,藕节 20g,生地榆 15g,大蓟、小蓟各 10g;若月经过多者,加棕榈炭 15g,仙鹤草 20g。

临证备要

1. 周信有教授认为对紫癜的治疗,属于阴虚内热者,当以滋阴凉血为主;属于气虚不摄者,当以调补脾肾、益气摄血为主。但都须辅以活血化瘀之品,这是治疗紫癜的关键。

2. 临证之时,活血化瘀之品亦可选用红花、鸡血藤等;止血作用的药物,如地榆、侧柏叶、大蓟、小蓟、白茅根、白及等,也可斟酌增减。该方为成人的一般用量,小儿应酌情按比例调整剂量。

3. 对过敏性紫癜,在清热凉血方中,加入具有抗过敏作用的祛风药,如蝉蜕、防风、白蒺藜、白鲜皮、地肤子等,可提高疗效。

养正消斑饮

组成:党参20g,炒白术9g,黄芪20g,熟地黄20g,女贞子20g,淫羊藿20g,五味子15g,山萸肉20g,当归9g,丹参20g,赤芍20g,鸡血藤20g,茜草20g,益母草20g,仙鹤草20g,紫草20g,白及10g,阿胶(烊化)9g,甘草9g。水煎服。

功效:调补脾肾,益气摄血,活血化瘀。

主治:血小板减少性紫癜、过敏性紫癜,肢倦乏力,气短懒言,面色㿠白,证属脾肾两虚,气不摄血者。

用法:水煎服,每日1剂。头煎、二煎药液相混,早、中、晚分3次服。

方歌:四物去芎参术芪,紫茜丹坤鹤胶及;
    　　贞味藿甘藤萸肉,养正消斑功效奇。

方药浅析:血小板减少性紫癜多属虚证。中医病机为劳倦伤脾,脾肾两虚,气不摄血,此多属虚。如清代医家王清任在《医林改错》中指出"元气虚,经络自然空虚","血无气载则必瘀凝","元气即虚,必不能达于血管,血管无气,必停滞而瘀……"脾肾双虚之体,脾虚则生血不力,气弱则无力统血;肾虚则气化失职,血停而为瘀,发为紫癜。"脾阳根于肾阳",脾之健运,有赖于肾阳的推动,脾虚日久亦可牵及于肾,故在健脾同时,应兼顾益肾。方中参、术、芪、草健脾益气;熟地黄、山萸肉、女贞子、淫羊藿益肾添精,顾护先天;仙鹤草、茜草、益母草、紫草止血化瘀;当归、丹参、赤芍、鸡血藤等活血化瘀;白及收敛止血;阿胶养血补血。诸药合用,标本兼治,旧血除,新血生,邪去正复。

加减运用:若发热重者,加蒲公英20g,大青叶20g;若常有鼻出血,牙齿出血者,加白茅根20g,藕节20g,生地榆15g;若月经过多者,加棕榈炭15g,仙鹤草20g;活血化瘀药可选用红花6~9g。

临证备要

1. 无论过敏性紫癜还是血小板减少性紫癜,都应重视活血化瘀药物的应用,虽然紫癜一病在临床上常见出血之证,但离经之血不去,新血不生,会加重出血,导致恶性循环。

2. 止血和化瘀药物配伍应用,具有相辅相成的作用,对止血、消退紫斑及提高血小板有一定疗效。

双合复脉汤

组成:炙麻黄 10g,制附片(先煎 1 小时)15g,细辛 5g,红参(另煎服)20g,黄芪(蜜炙)30g,淫羊藿(羊油炙制)30g,仙茅 20g,桂枝 9g,肉桂 6g,五味子(蜜炙)20g,当归 9g,丹参 30g,炙甘草 20g。

功效:温补脾肾,扶助心阳,回阳救急。

主治:由于多种病因引起的窦房结起搏与窦房节传导功能障碍而发生心律失常。其症状特点,主要是迟脉,通常是小于 50~60 次 /min,或出现结代脉,低血压,并伴随出现疲乏,头晕,心悸,气短,肢冷畏寒,甚至昏厥等。

本方亦可用于治疗低血压。

用法:水煎服,每日 1 剂。头煎、二煎药液相混,早、中、晚分 3 次服。病情危重者,可不拘常法,随煎随服,少量频给,每日夜可 2~3 剂。

方歌:麻附辛合保元煎,汤名双合复脉痊;

　　　　丹归二桂五味子,补脾温肾心阳还。

方药浅析:本方是在麻黄附子细辛汤合保元煎的基础上加味而成。本病表现心、脾、肾三脏阳虚阴盛,失去温升统运,故以红参、黄芪、炙甘草、淫羊藿、仙茅等温补心、脾、肾三脏之阳,以期培补元气,鼓舞生机,统运血脉;复以麻黄附子细辛汤佐桂枝、肉桂等人队温阳升散之品以助阳升发,升高血压,增加脉速。纵观全方,以温补升散之品居多,故方中加入五味子,益气敛阴,以防升散太过。因本病多表现气虚血瘀,心脉痹阻,故以当归、丹参养心通脉。

加减运用:若迟脉持续不复,血压不升,红参、黄芪、桂枝、附子、炙甘草、淫羊藿、仙茅等均可加大药量,酸涩收敛之品,酌情加黄酒蒸制之山萸肉 15~20g。一般黄芪、党参均可加大至 50~100g,制附片可加大至 30g,但必须先煎 1 小时。复以肉桂研粉 1.5g 冲服,每日 2~3 次。

临证备要

1. 从中医上讲本病的发病机制主要是阳虚阴盛,寒从中生,阳虚则升发不及,气虚则不能统运血脉。若出现脉乍疏乍数,迟数交替,即西医所谓之快 - 慢综合征,常提示病情危重,应予以高度重视。

2. 因本病亦常在冠心病、心肌炎等器质性病变的基础上发生,兼夹瘀血、痰浊,而表现本虚标实,虚实夹杂的特点,故在治疗上,尚须根据病情辅以祛瘀、涤痰之品。

心痹1号方

处方:瓜蒌9g、川芎15g、赤芍15g、丹参15g、郁金15g、元胡20g、生山楂20g、广地龙15g、桂枝6g、降香6g、黄芪30g、淫羊藿20g、三七粉(分冲)5g、水蛭粉(分冲)5g。

功效:活血化瘀,宣阳通痹。

主治:冠心病。症见胸闷不适,时发心前区疼痛,可放射至左肩、左臂,伴疲乏无力、气短懒言、心慌自汗、脉细涩或结代等。

用法:水煎服,每日1剂。头煎、二煎药液相混,早、中、晚分3次服用。

方歌:心痹胸痛气血虚,虚实相兼痰浊瘀;

　　　瓜蒌降香楂仙芪,赤川丹龙元桂郁;

　　　水蛭三七俱为粉,补益活血宣瘀痹。

方药浅析:方中以黄芪益气扶正,通脉补虚,淫羊藿补肾助阳,上煦心阳,以统血脉,疏通瘀阻。治疗一切虚证用淫羊藿,并常配合黄芪,一治先天一治后天。赤芍、丹参、元胡、郁金、川芎、山楂、广地龙、三七、水蛭,诸药同用,活血祛瘀,通脉止痛。以瓜蒌一味,豁痰散结,宽胸理气。桂枝、降香辛香温通,通阳宣痹,以止顽痛。本方组成不但符合中医学整体与局部相结合的原则,亦符合以中医辨证论治为主,兼顾辨病论治,辨证辨病相结合的原则,也体现了中医辨证与西医辨病相结合的原则。本方组成体现治疗冠心病通补兼施、标本兼顾的综合性治疗原则。

加减运用:患者心肝两虚,肾阳不足,由于阳虚不摄,心神不守,脉失统运致心律失常,可原方去瓜蒌、桂枝、降香等,加党参20g,五味子20g,苦参30g,生地20g,首乌藤20g;冠心病久治不愈,出现慢性心力衰竭,表现下肢浮肿,一派脾肾阳虚之象,原方可加红参9g,五味子9g,制附片9g及猪苓苓、泽泻、车前子等利水之品,原方水蛭粉可重用至10g。

临证备要:根据冠心病气虚血瘀、虚实夹杂的病理共性,任何仅用一法一方,或以祛邪为主忽略扶正,或以扶正为主忽略祛邪,都必然会带某种局限性,影响治疗效果。

狼疮宁复汤

组成:淫羊藿(羊油炙制)20g,桑寄生 20g,补骨脂(盐制)20g,巴戟天(盐制)20g,黄芪(蜜炙)30g,紫草 20g,白花蛇舌草 20g,半枝莲 20g,板蓝根 20g,当归(酒炒)9g,赤芍 9g,丹参 20g,桂枝 9g,白芍 9g,鸡血藤 20g,乌梢蛇 9g,全蝎 6g。

功效:补肾益气,清热解毒,祛瘀通络,调和营卫。

主治:因风、湿之邪侵犯脾肾虚弱之体,风湿酿热,致瘀致毒,邪毒流窜脏腑所致之系统性红斑狼疮。

用法:水煎服,每日 1 剂。头煎、二煎药液相混,早、中、晚分 3 次服。

方歌:藿天脂芪桑寄生,紫莲舌草藤蓝根;

桂枝二芍当归承,蛇蝎丹参狼疮宁。

方药浅析:根据系统性红斑狼疮脾肾亏虚、瘀毒内蕴、营卫不和的病机特点及本虚标实的病性,在治疗上应宗标本同治、攻补兼施、病证结合,在辨病的基础上进行辨证治疗的基本治则。邪之袭人必本于正气虚怠,肾元不足,所谓"正气存内,邪不可干",《景岳全书·虚损》曰:"五脏所伤,穷必及肾。"故方中淫羊藿、桑寄生、补骨脂、巴戟天四药并用以补肾固本,鼓舞正气。黄芪补益脾肺,既能顾护后天之本,又能调节肌表腠理。现代药理研究表明:黄芪能增强体液免疫、细胞免疫和非特异性免疫功能,又能调节免疫及诱生干扰素。紫草、白花蛇舌草、半枝莲、板蓝根清热解毒;当归、赤芍、丹参补血活血,祛瘀通络;桂枝、白芍调和营卫;鸡血藤、乌梢蛇、全蝎祛湿除风。诸药合用共奏补肾益气,清热解毒,祛瘀通络,调和营卫之功,使驱邪而不伤正,扶正补虚而不恋邪。

加减运用:如偏于阳虚者加制附片;阴虚则酌加鳖甲、枸杞子、女贞子;体虚乏力者加红参、白术;血瘀甚者加制乳没、三七;肌表红斑重者加白芷、防风、蝉蜕;肢节痛甚者酌加制附片、羌独活、细辛、延胡索;浮肿加猪苓、茯苓、泽泻;精神症状严重者加酸枣仁、远志。

临证备要

1. 本病虚、瘀、毒三者并存,且互为因果。脾肾亏虚,则邪毒易于蕴结;热毒内蕴,伤阴耗血,阻滞气机,影响升降,则脾肾更亏;邪毒结于血分,"热更不泄,搏血为瘀",血脉瘀滞,失其濡养,留而为患。不荣不通,气机不调,血脉不畅,则疼痛多发,病变多样。故虚、瘀、毒三者互为影响终成本虚标实,虚实夹杂之证。

2. 但发病初期是以邪毒内蕴,血气瘀阻之邪实为主,后期则以五脏气血亏虚之正虚为要。此外还应分期对待,发作期以祛邪为主,重用清解化瘀之药;缓解期则要着重扶正。

脑衄饮

组成:夏枯草 20g,黄芩 9g,桑叶 9g,菊花 20g,钩藤 20g,生地黄 20g,玄参 20g,生龙骨、生牡蛎各 30g,石决明 30g,桑寄生 9g,怀牛膝 9g,何首乌 20g,僵蚕 9g,白蒺藜 15g,槐花 15g。

功效:明目降压,平肝息风,重镇潜阳,凉血止血。

主治:本方适于肝风内动,风阳上扰,气血上壅,痰火壅盛之络损血溢,中风昏厥。

用法:水煎服,每日 1 剂。头煎、二煎药液相混,分服。昏迷者用灌肠法。

方歌:夏桑菊芩石决明,玄地龙牡蒺藜藤;

　　　牛膝首乌蚕寄生,更入槐花脑衄平。

方药浅析:脑出血即"脑衄",最常见和最主要的原因为高血压和动脉硬化,当血压骤然上升至病变动脉管壁不能耐受的程度时,动脉壁破裂,血液进入脑实质内而发生。中医解释为肝气上逆,风阳上扰,气血冲逆而上壅,迫使血离经道,而致中风昏厥;痰阻经道,血脉瘀滞,故半身不遂。在治疗上,有"脑血栓非温药不化,脑出血非凉药不止"之论。方中以夏枯草、黄芩、桑叶、菊花、钩藤大队清肝明目之品,以达到降压之目的;以龙骨、牡蛎、石决明重镇潜阳;白蒺藜、僵蚕平肝息风;桑寄生、怀牛膝补肝肾,降血压;何首乌滋肾降脂,抗动脉硬化;生地黄、玄参滋阴养液;配以槐花,合有滋阴、降压、凉血止血之功。

加减运用:夹火者当泻火,酌加龙胆草、栀子、知母之类;兼痰者当清热涤痰,酌加胆南星、天竺黄、竹茹、浙贝母、竹沥之类。

临证备要

1. 脑出血急性期不省人事,尚须辨别是闭证还是脱证。闭证要分阳闭、阴闭。阳闭以至宝丹辛凉开窍,阴闭以苏合香丸辛温开窍;但须注意,在急性期一律用香窜药来开窍促苏不是上策。虽然麝香可以改善或消除水肿,但是香窜容易引起血管渗漏,有再出血的可能。

2. 关于开窍,无论属于何种类型之闭证,均可服用安宫牛黄丸,每日1~2丸。昏迷与否,在出血性中风中只是闭窍程度深浅之别,因此均当应用此法。使闭窍者其窍早开,未闭者防患于未然。

3. 出血性中风为气血逆乱,血溢于上而发病。一旦确诊切忌用破血活血之品,避免出血加重。但可用和血凉血之法,可小剂量用当归、丹参等。丹参具有出血者止血,瘀血者活血的双向调节作用。

4. 根据病情亦可酌加利尿药,以引出邪浊,促使脑压下降,如泽泻、茯苓、车前子、益母草等。通过通腑以减轻脑压,亦为临床所常用。

消疮饮

组成:党参 20g,麸炒白术 9g,炙黄芪 20g,当归 9g,丹参 15~20g,赤芍 9~15g,紫草 15~20g,白及 9g,生地黄 15~20g,板蓝根 20g,白芷 9g,炙甘草 9g,生甘草 9g,三七粉(分冲)5g。

功效:健脾益气,和血调营,托里生肌。

主治:复发性口腔溃疡。

用法:水煎服,每日 1 剂。头煎、二煎药液相混,早、中、晚分 3 次服。

方歌:四物去芎参术芪,紫草丹参蓝根侣;

白芷白及与三七,和营生肌口疮弥。

方药浅析:方中参、术、芪、草有补中益气、健脾生血、托里生肌之功。现代药理研究表明,参、芪、草具有抗溃疡的作用,能改善微循环,增加血流量,提高机体抵抗力,以促进口腔溃疡早日愈合。当归、丹参、赤芍、紫草等和血调营之品,具有促进血液循环,起到活血生肌的作用,且赤芍、紫草又有凉血止痛之功。再配以有清热解毒作用之板蓝根,尤适宜于虚火浮动,溃疡局部表现红肿灼痛之症。三七为化瘀止血之品,配以有止血生肌作用之白及,可收相得益彰之功。生地黄滋阴养血,白芷消肿止痛,对治疗本病均起到良好作用。以上各种药物有机结合,综合运用,共奏补中益气、和血生肌、清热解毒之效,以达到整体调节之目的。

加减运用:疼痛明显者可选用白蔹 6~9g;热证明显者加蒲公英 9~15g;反复发作伴失眠者,加黄连 6~9g、肉桂 3~4g。

临证备要:口腔溃疡是临床常见的口腔黏膜疾病,其发病机制目前还不十分明确,可能与自身免疫功能失调、内分泌及胃肠功能紊乱、遗传、感染、精神刺激、局部创伤、维生素缺乏等因素有关。中医学对本病病因病机的认识多为因情志不调、饮食不节等因素所造成的心脾之虚火发于口舌。临床以复发性口腔溃疡较为多见,其发病机制,主要是脾虚气弱,营卫失调。

中医辨证,一般多见心脾积热、外感邪热、阴虚火旺、阳虚浮火四型。在治疗上,以健脾益气、和血调营、托里生肌为大法,再结合虚热、虚寒的不同,随症加减。

清热化痰汤

组成:麻黄 9g,杏仁 9g,生石膏 60g,黄芩 9g,鱼腥草 20g,金银花 20g,桑白皮 9g,前胡 9g,川贝母 9g,枇杷叶 9~15g,瓜蒌仁 15g,广地龙 9g,沙参 9g,桃仁 9g,丹参 20g,冬瓜仁 20g,芦根 9g,生甘草 6~9g。

功用:清热化痰,逐瘀宣肺。

主治:肺心病急性发作期痰湿化热,痰热壅肺之证。临床见咳吐痰浊,气急短喘,胸痛心悸,高热不退等。

用法:水煎服。

方解:该方紧扣肺心病急性发作期痰热壅肺证的病机特点,撷取《伤寒论》之麻杏石甘汤、《小儿药证直诀》之泻白散及《备急千金要方》之苇茎汤三方相合,并有针对性地加味化裁而来,方中麻黄配大剂量石膏宣肺清热;杏仁、前胡、桑白皮、枇杷叶、鱼腥草利肺化痰;金银花、连翘、黄芩为"角药"配芦根以达到清肺泻热之效;沙参润肺,桃仁、丹参活血化瘀;地龙在该方中有三重作用:其一,通经活络以逐瘀;其二,清肺热;其三,重药轻投,截断病势,防其进一步发展变化。

加减运用:若痰多不易排出,可应用利肺、化痰、平喘之半夏、白前;若痰少而黏稠,咯出不易,可酌加麦冬、知母,或加服鲜竹沥 20~30ml,日服 2 次,猴枣散 0.6g,日 2~3 次;患者热毒为甚者,可酌情选用蒲公英、大青叶、败酱草等。

临证备要

1. 西医学认为感染、肺功能不全和心功能不全是肺心病急性发作期的三大基本矛盾,其中尤以感染为主要。按"急则治标"的原则,此时当以清热解毒、控制肺部感染为主。西医所谓"感染"即中医学上因痰湿化热、痰热壅肺而致的"痰浊化热"之证。

2. 痰出不利,感染难以控制,故而使痰排出通畅是控制感染的重要环节。排痰、止咳、平喘之法,不论急性或慢性肺心病,都是必然要用的治疗原则,但是也要根据病情的寒热、虚实、轻重、缓急、主次、先后等化裁适宜,用药得当。

3. 肺心病属本虚标实,因而即使在急性发作期以泻实治标为主时,也不要忽视治本。应在清热解毒的基础上,辅以培补脾肾之品,如太子参、黄芪、五味子、淫羊藿等。

4. 因肺心病急性发作,必然具有严重的血脉瘀滞证候,因此也要辅以活血通脉之品,以促进血液循环,如当归、丹参、地龙、郁金、赤芍等。

清解通乳汤

组成：蒲公英 20~40g，金银花 20g，连翘 20g，王不留行 9g，瓜蒌 9g，漏芦 9g，路路通 9g，赤芍 15g，丹参 20g，通草 4g，桔梗 9g，白芷 9g，皂角刺 9g。

功效：清热解毒，通乳消肿。

主治：急性乳腺炎。

用法：水煎服，每日 1 剂。头煎、二煎药液相混，早、中、晚分 3 次服。

方歌：银翘公英王不留，芷桔皂角赤川漏；

瓜蒌通草路路通，通乳消肿无须愁。

方药浅析：本方以清热解毒为主，选用蒲公英、金银花、连翘为君药，并以通乳为辅，药如瓜蒌、王不留行、漏芦、路路通等。亦可再加回乳之品生麦芽 30g，生山楂 20g，以抑制乳汁生成。这样，通乳药与回乳药合用，既可加速郁积之乳汁疏通，又可抑制乳汁生成，减少郁积的来源。再加上赤芍、丹参、皂角刺等凉血和营消肿之品，桔梗、白芷等化痰消肿止痛之品，共奏相得益彰之效。

加减运用：若肿块变软，脓肿形成，可加薏苡仁、冬瓜仁、黄芪等以托里透脓。外科宜切开引流。若热退而乳房肿块不消者，可减清热解毒药量，加三棱、莪术等。

临证备要：急性乳腺炎是乳房部最常见的外科急性化脓性感染疾病。往往发生于哺乳期妇女，其中尤以初产妇最为多见。乳痈的发生与新产之妇乳络尚不宣通，乳汁易于阻塞有关，加之产妇分娩精神紧张，肝失疏泄，气机不畅，致乳汁分泌不畅，壅滞成块，化热成脓；或产后气血两虚，脾胃运化失司，气化不利，导致气血瘀滞，乳络阻塞；或妇人新产，体质尚虚，复感外邪，邪阻乳络，郁滞不通，化热成脓。

眩晕久羁汤

组成:何首乌20g,桑椹20g,女贞子20g,桑寄生20g,怀牛膝15g,炒白术15g,黄芪20g,枸杞子15g,菊花20g,益母草20g,钩藤20g,泽泻20g,猪苓、茯苓各15g,车前子(包)20g,丹参20g。

功效:培补脾肾,滋潜降压,利水通脉。

主治:眩晕日久,高血压长期不愈,阴阳两虚,病累及肾,出现肾功能不全者。

用法:水煎服,每日1剂。头煎、二煎药液相混,早、中、晚分3次服。

方歌:眩晕久羁阴阳虚,滋潜失序脉道瘀,

　　　首乌二桑贞杞菊,二苓车前泽牛膝,

　　　坤草钩藤丹术芪,培补脾肾且通利。

方药浅析:方以何首乌、桑椹、女贞子、桑寄生、牛膝、白术、黄芪、枸杞子大队调补脾肾之品,扶正培元,恢复肾脏功能,以治本;复以菊花、钩藤清肝明目,潜阳降压,以治标;以泽泻、猪苓、茯苓、车前子利水泄浊;以丹参、益母草活血化瘀。诸药合用,共奏调补脾肾、育阴潜阳、利水通脉之功。

加减运用:患者肝阳上亢,血压升高显著且胃气尚强者,可酌加黄芩、龙胆草、栀子等苦寒清降之品;视物昏花者加菊花、刺蒺藜;头项强痛者加葛根;肢麻者加豨莶草;面部麻木者加僵蚕、全蝎;肌肉跳动者加白芍、木瓜;胸闷、胸痛者加瓜蒌、半夏。

临证备要:该方也是老年病常用方剂。

止眩平压汤

组成：夏枯草 20g，黄芩 9g，桑叶 9g，菊花 20g，钩藤 20g，茺蔚子 20g，决明子 20g，泽泻 9g，生龙骨、生牡蛎各 30g，石决明 30g，生地黄 20g，玄参 20g，怀牛膝 9g，桑寄生 15g，丹参 20g。

功效：清泄肝胆，明目止眩，育阴潜阳，养血通络。

主治：本方适用于阳亢、阴虚阳亢、肝肾阴虚型高血压。

用法：水煎服，每日 1 剂。头煎、二煎药液相混，早、中、晚分 3 次服。

方歌：夏桑菊芩藤寄生，龙牡丹玄蔚二明；

　　　泽泻生地怀牛膝，止眩平压络亦通。

方药浅析：方以夏枯草、黄芩之苦寒，清泄肝胆，泻火降压；以桑叶、菊花、钩藤、茺蔚子、决明子明目止眩；生地黄、玄参、生龙骨、生牡蛎育阴潜阳；泽泻利水降脂；怀牛膝、桑寄生培补下元；复以丹参一味，养血通络，以防瘀塞。诸药合用，共奏清肝明目、育阴潜阳、养血通络之功。

加减运用：血热上攻，颜面潮红，肝阳上亢显著者，可酌加黄连、龙胆草、栀子、青黛等苦降之品，以泻火降阳；大便燥结者加生大黄以通便；头痛、眩晕明显者，加珍珠母、生赭石、天麻、僵蚕、蝉蜕等重镇肝阳，息风止眩；血压长期波动或持续升高，表现头重脚轻，腰膝酸软等肝肾阴虚之候者，可酌加女贞子、墨旱莲、石斛、玉竹、桑椹、何首乌等滋肾养液；胸闷、胸痛、肢麻者，加广地龙、赤芍、红花、桃仁、郁金以宣阳通痹，活血通脉；心悸者加远志、酸枣仁、柏子仁等养心安神。

临证备要：周信有教授强调，在高血压的治疗上，对本病所表现的上下升降和阴阳虚实偏颇失调的病理状态，要分轻重、先后，化裁适宜，用药得当。要充分发挥中药复方的综合运用和整体调节的作用。任何偏执一法一方的治疗原则，不综合考虑上下升降，阴阳虚实之间的辩证关系，都必然会带来某种局限性，影响疗效。临床应用该方可参看"脑衄饮"。

调更汤

组成:淫羊藿 20g,当归 9g,丹参 20g,生地黄 20g,杭芍 15g,菊花 15g,栀子 9g,黄芩 9g,炒酸枣仁 20g,首乌藤 20g,五味子 20g,生龙骨、生牡蛎各 30g,珍珠母 30g,紫草 9g。水煎服。

功效:补益肝肾、调理阴阳、温下清上,育阴潜阳。

主治:更年期综合征。症见烦躁易怒、情志不宁、头晕耳鸣、失眠健忘、心悸胸闷、烘热汗出等。

用法:水煎服,每日 1 剂。头煎、二煎药液相混,早、晚分 2 次服。

方歌:女子七七天癸泯,痰浊血瘀郁火并;

　　　潮热汗出眠不宁,月经紊乱君失衡。

　　　四物去芎丹栀芩,五味枣仁夜交藤;

　　　滁菊杭芍淫羊藿,龙牡珍珠紫草承。

　　　温下清上理阴阳,安和脏腑气血臻;

　　　带下椿根热玄参,肾虚桑椹枸杞增。

方药浅析:药理研究证明淫羊藿有雄性激素样作用,为中医温肾壮阳之要药,有促进卵巢功能的作用,所以用作该方君药。当归、白芍补肝血、养肝阴;菊花、栀子、黄芩清热除烦、清利头目;紫草、丹参凉血和营、通利血脉;生龙牡、珍珠母平抑肝阳、镇心安神;酸枣仁、五味子、首乌藤养心,五味子又能滋肾敛汗。各药随证而施,共奏补益肝肾、调理阴阳、温下清上,育阴潜阳之功效。

加减运用:伴有白带者,加苍术 9g、椿皮 15~20g;肝肾阴虚明显者,加桑椹 15g、枸杞子 20g;发热症状明显者,加知母 9g、黄柏 9g、青蒿 9~15g、地骨皮 15g。

临证备要:更年期综合征肾虚是致病之本,肾的阴阳平衡失调,影响到肝、脾等其他脏腑,肝、脾失和,运化、疏泄失职,又可导致痰浊、血瘀、郁火等病变,形成更年期综合征复杂和顽固的病理因素,从而发生一系列病理变化,出现如烦躁易怒、情志不宁、抑郁多虑、头晕耳鸣、失眠健忘、心悸胸闷、烘热汗出、潮热盗汗等诸多证候。此时若兼有七情所伤,饮食失节,劳倦失度,或外邪侵扰等因素,则能进一步损伤冲任,导致脏腑功能失和加剧,其症状就更为显著。治疗本病时,应予以综合调理、整体调节。

益气健胃汤

组成:蜜炙黄芪 10~15g,党参 15g,麸炒白术 12g,茯苓 10~15g,炒山药 12~15g,白豆蔻 9g,陈皮 6~10g,炒谷芽、炒麦芽各 6~10g,炙甘草 6~9g。

功效:益气健胃,开脾助运。

主治:肾病综合征后期恶心作呕,厌食纳差。

用法:水煎服,每日 1 剂。头煎、二煎药液相混,去渣重煎 5~8 分钟,早、中、晚分 3 次服用。

方歌 1:益气健胃参芪陈,三白二芽草蔻仁;
　　　　诸虚羸羸纳运弱,淡薄甘味可回生。

方歌 2:五味异功谷麦芽,黄芪山药白蔻加;
　　　　开脾健胃兼益气,诸虚滞满用无差。

方药浅析:本方是在"五味异功散"基础之上选用助运消食之炒谷芽、炒麦芽;益气补中之蜜炙黄芪;甘淡健脾之炒山药;醒脾开胃之白豆蔻而成。纵观全方,药味简洁,诸药气味甘、淡、薄,以便虚弱患者接受,如若选用辛燥之品,反伤胃气,皆大非所宜。

临证备要:本方原为周信有教授为胃气虚弱,恶心作呕,厌食纳差之肾病综合征患者而设,临床亦可用于放化疗术后、大病初愈、癌症晚期、产后纳呆、久服诸药以致物损伤脾胃及年老体弱等需顾护后天,开脾助运,增食扶正之患者。

固崩止漏汤

组成:党参 20~30g,炒白术 9~15g,炙黄芪 20~30g,熟地黄 20g,益母草 15~20g,乌贼骨 30g,续断 15g,补骨脂 20g,醋五味子 20g,阿胶珠(烊化)9g,艾叶炭 6~9g,棕榈炭 9~15g,侧柏炭 9~15g,仙鹤草 15~20g。

功效:补脾固肾,益气摄血。

主治:因中虚气陷所致的月经过多,漏下不止,体倦乏力,面色㿠白等;对产后子宫复旧不良的出血亦可酌情选用。

用法:水煎服,每日 1 剂。头煎、二煎药液相混,阿胶烊化后兑入,早、中、晚分 3 次服用。

方歌:崩中漏下妇人疾,血热气虚兼血瘀;

固崩止漏参术芪,熟地坤草海蛸续;

棕榈侧柏艾俱炭,五味骨脂鹤胶依;

清热补虚消瘀阻,无瘀归芎非所宜;

此为疑难危重症,加减化裁更须记;

芥炭参倍柏茯寄,熟识于胸径不迷。

方药浅析:明代徐春甫《古今医统大全》曰:"妇女崩漏,最为大病。"崩漏是妇科常见病,也是疑难重症。方中参、术、芪同用,共奏补益中气、摄血固崩之功;熟地黄补血滋阴,益精填髓,为月经不调,崩漏下血常用之品;《开宝本草》谓补骨脂有专治"妇人血气堕胎"之功效,五味子对一切气血耗散之休克、虚脱,皆可用之,两者配伍,有温肾固涩、生津健脾之效;阿胶珠补血养血为血肉有情之品;益母草于方中佐之以消水行血,去瘀生新;仙鹤草收敛止血,可有效缓解体倦乏力之症状;续断补肝肾,续筋骨,调血脉亦为治崩漏之良药;棕榈炭、侧柏炭、艾叶炭三者共用,以增强止血之功;诸药协同,补脾固肾,益气摄血。

加减运用:伴有出汗者,加五倍子 9~15g;伴有头痛者,去艾叶炭,加荆芥炭 9g;气短懒言、疲乏尤著、脉细弱者,减去党参,以人参 9g 替之,另煎兑入;心悸加茯神 20g、炒柏子仁 9g;腰酸腹痛者,加桑寄生 15g。

临证备要

1. 周信有教授认为,本病的病机主要责于冲任不固,不能统摄经血。其成因常见有脾虚、肾虚、血热、血瘀。但在具体发病中,此三者又互为因果,相互影响,在治疗上应抓住血热、气虚、血瘀这三个崩漏的最基本、最重要的病理机制。采用热者清之,虚者补之,瘀者消之的基本治则。

2. 诊断血瘀则以有无小腹痛为主要依据。如无瘀血现象,则治疗不用当归、川芎,因两者气辛而动,芎之蕴动尤甚于归。

扶康戒毒灵胶囊

组成:红参 60g,炙黄芪 60g,淫羊藿(羊脂油炙制)60g,郁金 40g,川芎 60g,延胡索 60g,广地龙 60g,白芷 60g,制附片 60g,制草乌 60g,天麻 40g,黄连 60g,黄芩 60g,枳实 60g,砂仁 40g,罂粟壳 60g,洋金花 60g。

功效:解毒祛邪,活血化瘀,温经通络,理气止痛,清火安神,扶正培本。

主治:吸食阿片类毒品成瘾后,症见呵欠频作,涕泪交流,烦躁狂怒,全身痛不可耐,抽搐、震颤,毛孔竖立,彻骨生寒,痛苦不可言状,呕吐、腹泻、逃遁、骂詈等。

用法:上药合计 960g,研成细粉,装入零号空心胶囊,每粒装 0.5g,共装胶囊约 1 920 粒。

用法:每次服 5 粒,餐前服,日服 3 次,(其中洋金花每粒含 0.03g,每次服 0.15g)。

方药浅析:周信有教授认为,因长期吸毒,邪毒内侵,耗损脏腑气血,故吸毒者总以脏腑虚衰,免疫功能低下为本。故在方首以参、芪、淫羊藿等以扶正培本,增加机体免疫功能与抗邪能力。经观察,人参提取物中存在能改变机体对吗啡依赖性的有效成分。由于毒瘾发作导致全身气机逆乱,阴阳失调,血脉瘀滞,彻骨生寒,痛不可耐,故方中以郁金、川芎、延胡索、广地龙等以活血祛瘀,通络止痛,复以疏风、温阳、散寒之白芷、附片、草乌等,以疏通表里,温经止痛。如此祛瘀、温经之药并用,冀以解除成瘾患者在戒断期间不可名状的剧痛难忍症状。方中以枳实、砂仁理气和胃,以解除肠胃功能紊乱引起的呕吐、腹泻。以天麻镇肝平眩。由于烟毒苦温升火,火旺扰神,而致出现焦急、烦躁失眠诸症,故以黄连、黄芩以清解祛邪,宁神除烦。周信有教授指出:洋金花为传统常用的中药麻醉止痛剂,对解除阿片类的戒断症状有显著效果,本品与草乌制剂同用,可能会增强麻醉作用,并能互相抵消其不良反应,如草乌生物碱引起的副交感神经系统兴奋现象

（如流涎、出汗、腹泻等）均可为曼陀罗制剂所对抗。周信有教授强调：罂粟壳为阿片类药物，为了消除患者的生理依赖而进行逐渐撤药计划，方中以依赖性小的罂粟壳代替依赖强的阿片类毒品，此为普遍应用的替代疗法，即所谓维持疗法，其目的在于减少或停止应用非法麻醉剂。

加减运用：伴有白带者，加苍术 9g、椿皮 15~20g；肝肾阴虚明显者，加桑椹 15g、枸杞子 20g；发热症状明显者，加知母 9g、黄柏 9g、青蒿 9~15g、地骨皮 15g。

临证备要：吸毒者入院后数小时，往往毒瘾发作，戒断症状来势凶猛，急切之中，汤药难及，需用有效的脱瘾药物迅速改善症状。可采用盐酸二氢埃托啡片舌下含化，配合静滴氯丙嗪、消旋山莨菪碱，肌注地西泮等。使其迅速安静。接着口服扶康戒毒灵胶囊，每次服 5 粒，每日 2 次。配合口服氯氮䓬 10mg，每日 3 次。或艾司唑仑 1mg，每日 3 次。戒断症状多在 2~3 日减轻或消失，平均可住院 6 日。以后可服扶正戒毒胶囊以巩固治疗，疗程 2~4 周。

附　扶正戒毒胶囊组方：红参、黄芪、淫羊藿、郁金、川芎、延胡索、广地龙、白芷、制附片、制草乌、天麻、黄连、黄芩、枳实、砂仁。该方即在扶康戒毒灵胶囊原方原量的基础上减去罂粟壳、洋金花。药物炮制与用法亦同于扶康戒毒灵胶囊。每次口服 6 粒，餐前服，日服 3 次。

评价戒毒药品的疗法，其目的在于减少或停止应用非法麻醉剂。评价戒毒药品的疗效时，不是看其脱瘾率，而是观察其对戒断症状的抑制过程，重点是观察用药一周内是否出现戒断症状。

解毒益心汤

组成：板蓝根 20g，白花蛇舌草 20g，连翘 20g，当归 9g，赤芍 20g，丹参 20g，郁金 15g，广地龙 20g，生地黄 20g，苦参 20g，桂枝 9g，党参 20g，黄芪 20g，炒酸枣仁 20g，瓜蒌 9g，半夏 9g。

功用：清热解毒，养心益气，活血祛瘀。

主治：病毒性心肌炎，即中医学之心痹、胸痹、怔忡、心悸痛等证候。

用法：水煎服，每日 1 剂。头煎、二煎药液相混，早、晚分 2~3 次服。

方解：方中以板蓝根、连翘、白花蛇舌草清热解毒。实验证明，此三味药有明显的抗病毒作用，以生地黄滋阴，苦参清热抑阳，抗心律失常；以党参、黄芪养心益气；酸枣仁、柏子仁养心安神；瓜蒌、半夏、桂枝宣阳通痹，以利肺气。复以大队活血祛瘀之品，当归、赤芍、丹参、郁金、广地龙等以促进血液循环，改善心肌供血状态，消除心肌炎性改变，恢复心肌功能。周信有教授指出病毒性心肌炎具有虚实夹杂的病理共性，在治疗上必须考虑全面，不可偏执一端，要虚实兼顾，通补兼施，始为得法。

临证加减：咽干而红肿，则加玄参、牡丹皮、山豆根；咽中作阻，则加射干；血压高加菊花、钩藤、茺蔚子等。

临证备要

1. 本病前期，多表现邪毒留恋，热瘀络阻，气阴两虚。本方适于发病初期，邪毒留恋，气阴两虚，热瘀络阻，而表现心悸，气短，乏力，胸痛，伴有咽干咽痛，或有热候。

2. 本病后期往往影响心脏，使心脏功能减退，而表现为心气虚、心阳虚、脾肾不足、寒凝络阻。症见动则心悸自汗，气短乏力，胸闷隐痛等，治宜调补脾肾，温阳益气，温经通络。

助脬化气汤

组成:淫羊藿(羊脂炙制)20g,仙茅20g,金毛狗脊15g,炒金铃子9~15g,王不留行15~20g,香附9g,肉桂6g,醋鳖甲30g,桃仁9g,怀牛膝15~20g,赤芍20g,冬葵子9~15g,泽泻15g,炒车前子(包煎)15~30g。

功效:益肾疏肝理气,活血散结利水。

主治:癃闭。症见前列腺增生之排尿困难,肾虚之证明显者。

用法:水煎服,每日1剂。头煎、二煎药液相混,早、晚分2~3次服。

方歌:二金二仙王不留,香附肉桂鳖桃牛;

　　　赤芍冬葵泽车前,遗溺癃闭俱可酬。

方药浅析:《素问·灵兰秘典论》曰:"膀胱者,州都之官,津液藏焉,气化则能出矣。"肾与膀胱相表里,肾气虚,气化不及州都,致膀胱开阖不利,或气化不及,或固摄无权,即可出现排尿困难、尿频、甚至尿潴留的症状。如《景岳全书·杂证谟·癃闭》曰:"真阳下竭,元海无根,气虚不化而闭。"方中淫羊藿为补肾阳、强筋骨之要药;《开宝本草》载仙茅疗"丈夫虚劳,老人失溺";金毛狗脊除补肝肾,强筋骨外,还具有利尿功效;三药与肉桂合用,补肾助阳。现代研究证明,中医补肾药似有提高睾丸激素水平,增加前列腺液的作用,适于老年前列腺肥大患者。《灵枢·经脉》曰:"是主肝所生病者……狐疝遗溺闭癃。"病理上前列腺增生的发生与足厥阴肝经的病变也密切相关,故方中选用金铃子、香附疏肝理气,王不留行活血通经,利尿通淋。醋鳖甲软坚散结;桃仁、赤芍活血化瘀;怀牛膝活血散瘀,祛湿利尿,清热解毒且能强腰膝、引药下行,亦为方中不可或缺之品;冬葵子、泽泻、车前子,俱有利尿通淋之功用;诸药合用,益肾疏肝理气,活血散结利水。概言之,补肾温阳治其本,祛瘀、散结、利水治其标。

加减运用:如腺体硬韧肿大较重,酌加三棱、莪术、皂角刺、苏木、制乳没等破血化瘀之品;肾气不足,腺体硬化或萎缩,再酌加益气温肾之品,如黄芪、制附片、巴戟天等；腰痛甚者加续断，桑寄生；会阴、下腹、阴囊痛甚者，重用香附、川楝子、肉桂，并选加小茴香、橘核、荔枝核、延胡索等；尿频、尿痛之因湿热所致者，酌加滑石、萹蓄、瞿麦、淡竹叶等。

临证备要：周信有教授认为本病以肝肾亏虚，气化失司为本，痰瘀内结，腺体增生为标。应分清标本缓急而治之。根据病情分为气滞血瘀、肾气亏虚、湿热下注三型进行论治。

寒湿痹痛汤

组成:桂枝 9g,制附片 9g,桑枝 20g,羌独活各 9g,秦艽 20g,细辛 6g,当归 9g,丹参 20g,赤白芍各 9g,延胡索 20g,制乳香、没药各 15g,鸡血藤 20g。

功效:疏风通络,散寒除湿。

主治:寒湿偏胜之"痹证",即西医学之风湿性关节炎,类风湿关节炎慢性期或活动期。

用法:水煎服,每日 1 剂。头煎、二煎药液相混,早、中、晚分 3 次服。

方歌:羌独二芍桑桂枝,丹归乳没藤元胡;

　　　细辛秦艽制附片,疏风通络散寒湿。

方药浅析:寒湿偏胜之痹证,临床多表现为"行痹""痛痹""着痹",多见于风湿性关节炎、类风湿关节炎慢性期或活动期。治宜温化,多以疏风、散寒祛湿、通络之法。方中羌活、独活与秦艽疏散风邪,调和经络,通利筋骨,温而不燥。当归、丹参、鸡血藤三药合用之含义有三方面:①三药俱为性温之品,温通气血,宣络蠲痹;②宗"治风先治血,血行风自灭"之旨,活血养血以祛风;③补血生血,为扶正之要药,与他药相合共达祛邪而不伤正之目的。桂枝配白芍,调和营卫;桑枝和赤芍,除风湿,利关节,和血脉,消瘀滞。延胡索与制乳没,止痛散结,行血化瘀,推陈致新。细辛伍附片,温阳散寒以止痹痛。诸药相合,可达疏风通络、散寒除湿之功效。

加减运用:风邪偏甚,疼痛游走不定者,加防风、威灵仙;疼痛重着不移,偏于下肢,加海桐皮、怀牛膝;痛有定处,局部欠温,冷痛畏寒者,酌情加淫羊藿及川乌、草乌。

调经止带汤

处方:金银花 20g,连翘 20g,败酱草 20g,当归 9g,赤芍 9g,牡丹皮 9g,桃仁 9g,延胡索 9g,车前草 15g,薏苡仁 20g,土茯苓 20g,椿根皮 15g,生地榆 15g,苦参 9g。

功效:清热解毒,祛瘀调经,渗湿止带。

主治:急性盆腔炎。症见下腹及腰骶部下坠疼痛,白带增多,伴有异味,倦怠乏力,低热恶寒等。

用法:水煎服,每日 1 剂。头煎、二煎药液相混,早、中、晚分 3 次服用。

方歌:银翘归芍丹桃前,苦苓椿榆酱薏玄;

　　　清解祛瘀且渗湿,调经止带勿轻传。

方药浅析:方中金银花与连翘相须为用,清热解毒,消痈散结;败酱草消痈排脓,祛瘀止痛,亦有清热解毒之功,为临床上肠痈腹痛首选药物之一;当归、赤芍、牡丹皮、桃仁养血活血,祛瘀生新;延胡索活血定痛;车前草配薏苡仁渗湿利尿,导邪外出;苦参与土茯苓相合燥湿清热;椿根皮其味苦性寒,燥湿清热,用于赤白带下,尤以湿热者为宜;生地榆凉血解毒功效显著,与苦参、土茯苓、椿根皮配合,以加强渗湿止带之效。纵观全方,采用清热解毒利湿法,佐以凉血活血之品,以利病灶局部血脉通畅,促进炎症吸收,避免病久成瘀。诸药相合,共奏清热解毒、祛瘀调经、渗湿止带之效。

加减运用:热重加大青叶、板蓝根、紫花地丁各 20g;痛重元胡加量至40g,并加川楝子 20g,乳香、没药各 9g(食欲差或有恶心呕吐时不宜用);胃纳欠佳者,加焦三仙;体虚加太子参、黄芪等。

临证备要:该病虽然病因多端、病症各异,其病机却有着共同之处,即热毒或湿浊邪气郁积胞宫和盆腔,以致经络闭阻,气血凝滞,营卫失调。

宁心安寐汤

处方:生地 20g,首乌藤 20g,丹参 20g,五味子 20g,酸枣仁 20g,柏子仁 20g,合欢皮 20g,玄参 20g,黄连 9g,生龙牡各 30g,磁石 30g。

功效:滋阴潜阳,清热宁心,镇静安神。

主治:心烦不寐,惊悸怔忡,烦躁易怒,手足烦热,口干喜饮。

用法:水煎服,每日 1 剂。头煎、二煎药液相混,早、中、晚分 3 次服用。

方歌:生地柏枣丹玄参,龙牡合欢首乌藤;

　　　黄连磁石五味子,宁心安寐阳潜阴。

方药浅析:方中以生地黄、玄参滋阴潜阳;生龙牡、磁石潜镇阳气,使阳入于阴。失眠之症,病久不愈,耗伤心阴,故用酸枣仁、柏子仁、五味子养心安神;夜交藤常与合欢皮相须为用,以滋心阴,养心血,宁心神,心阴不亏,心神得养,则阴阳相和,失眠可除;黄连苦寒,直折心火,泻南补北,以使心肾相交。

加减运用:心悸为著加紫石英、珍珠母;眩晕明显者,加桑叶、菊花;情绪抑郁加柴胡、郁金、栀子;伴有心律不齐,加苦参、蝉衣;患者胃酸过重,则去酸枣仁,代之以茯神、远志。

临证备要:不寐之症,临床较为常见,其病机错综复杂,发病群体以中年居多,阴虚阳亢,心阴久耗而致心肾不交,病情反复,缠绵难愈,治疗应有方有守,循序渐进,并配合心理疏导,则能收其全功。

周信有医案辑要

鼻衄／脾肾阳虚，气不摄血证

医案提要：韩某，女，36 岁，反复鼻衄 3 年，加重 3 天。诊断为鼻衄，证属脾肾阳虚，气不摄血。以补益脾肾，益气摄血为法，用养正消斑饮加减治愈。

韩某，女，36 岁，2006 年 4 月 27 日初诊。

主诉：反复鼻衄 3 年，加重 3 天。

初诊：患者自述鼻子经常出血，皮肤紫斑反复发作 3 年，近日鼻腔出血量多，并见头晕，失眠，腰酸困。于 3 天前到兰州某医院住院治疗，出血得不到有效控制，遂来求中医诊治。刻下症见鼻腔出血，皮肤紫斑，舌淡边齿痕，苔白，脉沉细。

西医诊断：血小板减少性紫癜。

中医诊断：鼻衄，证属脾肾阳虚，气不摄血。

治则治法：补益脾肾，益气摄血。

基本方名：养正消斑饮加减。

处方：红参 9g，炒白术 9g，黄芪 20g，淫羊藿 20g，仙茅 20g，仙鹤草 20g，女贞子 20g，枸杞子 20g，当归 9g，鳖甲 20g，莪术 9g，枳实 20g，紫草 20g，赤芍 9g，生地黄 20g，板蓝根 15g，炒地榆 20g，墨旱莲 20g，侧柏炭 9g，三七粉（分冲）5g。

10 剂，水煎服，日 1 剂，分 2 次温服。嘱：清淡饮食，调畅情志，注意休息。

二诊：服用前方后患者鼻衄次数减少，皮下未见新的出血点。效不更方，再进 7 剂。

三诊：服用前方患者病情减轻，鼻衄已止，局部皮肤见少量未吸收出血点，患者自诉无新的出血点出现。患者出血已止，转当辅助正气，故在原方去赤芍。30 剂。

四诊：患者服药后病情进一步好转，鼻衄、肌衄未再发生。嘱患者继续服药,坚持治疗。

　　按:血小板减少性紫癜是常见的出血性疾病,其病机主要是脾肾亏损为本,火伤血络为标。故临证治疗宜注意标本,掌握缓急。本病与脾、肾关系密切。脾主统血,脾气亏损则血不循经而外溢;肾藏精,主骨生髓,精能化血,肾虚则精血无以化生,故血小板减少,从病位看,主要在脾、肾。虚不摄血者只需扶正摄血,正气旺则血自止。所以治当补益脾肾,益气摄血。方中以红参、炒白术、黄芪健脾益气摄血,淫羊藿、仙茅、仙女贞子、枸杞子、当归、生地黄壮肾养血,鳖甲、莪术、枳实、紫草、赤芍凉血散血,板蓝根清热解毒以治本,以炒地榆、墨旱莲、侧柏炭、鹤草止血治标,配合三七粉益气活血止血,共达标本兼治之目的。

　　周信有教授在临床中以本方为基础方加减治疗血小板减少性紫癜取得了良好效果。

胃痛／肝郁气滞证

医案提要:李某,女,58 岁,胃痛、胃胀半月。诊断为胃痛,证属肝郁气滞。以疏肝理气,泄热和胃为法,用舒胆消炎冲剂化裁治愈。

李某,女,58 岁,2006 年 4 月 20 日初诊。

主诉:胃痛、胃胀半月。

初诊:患者于半月前无明显诱因出现胃痛、胃胀,食欲不佳,在兰州某医院诊为"胆汁反流性胃炎",经治效果不佳,今来就诊。刻下症见胃痛、胃胀,口苦,饮食、二便尚可,舌质红,舌苔薄黄有裂纹,脉弦滑。

西医诊断:胆汁反流性胃炎。

中医诊断:胃痛,证属肝郁气滞。

治则治法:疏肝理气,泄热和胃。

基本方名:舒胆消炎冲剂化裁。

处方:党参 20g,炒白术 9g,茯苓 9g,青陈皮各 9g,半夏 9g,枳实 20g,厚朴 9g,砂仁 9g,干姜 6g,茵陈 20g,金钱草 20g,虎杖 20g,柴胡 9g,郁金 20g,槟榔 20g。疏肝消积丸,每次 45 粒,每日 3 次。

10 剂,水煎服,日 1 剂,分 2 次温服。嘱:忌食辛辣刺激食物。

复诊:服用前方后胃痛胃胀减轻,食欲可,再进原方 10 剂。

三诊:患者服用初诊方 20 剂后临床症状消失,病情未再复发。

按:本证属患者应属中医胃痛范畴。病由肝气瘀滞,横逆犯胃所致。肝郁气滞,胆失疏泄,则见口苦;肝气横逆犯胃,中焦气机不畅,则见胃痛、胃胀;脾胃运化失职,则见纳差;舌红苔黄,脉弦滑为肝郁气滞化火之征。故治当疏肝理气,泄热和胃。方中以党参、炒白术、茯苓、厚朴、砂仁、半夏、干姜健脾和胃,以枳实、青陈皮、柴胡、郁金、槟榔疏肝理气,以茵陈、金钱草、虎杖清热祛湿解毒,合以疏肝消积丸疏肝理气,健脾和胃,使中焦脾胃运化之功得复,则诸症自除。

现代研究证明本方能增进肠道对营养物质的吸收,调节胃肠运动,其煎剂小剂量对肠管有兴奋作用,大剂量则能抑制肠管收缩。该方在治疗脾气虚之胃肠病过程中,能提高患者的免疫功能。

胁痛 / 肝郁脾虚证

医案提要:吴某,男,76岁,胁痛、腹胀、疲乏反复发作3年。诊断为胁痛,证属肝郁脾虚。以疏肝健脾,活血祛瘀,培补脾肾,理气消胀为法,用舒肝化癥汤加减治愈。

吴某,男,76岁,2006年4月20日初诊。

主诉:胁痛、腹胀、疲乏反复发作3年。

初诊:患者胁痛、腹胀、疲乏反复发作3年,于2个月前出现腹水,到兰州某医院住院治疗,经治腹水消失,遂出院寻求中医治疗。刻下症见胁痛、腹胀、疲乏,面色黧黑,精神欠佳,巩膜黄染,纳差,舌质淡,舌苔白厚腻,脉沉涩。

西医诊断:肝硬化。

中医诊断:胁痛,证属肝郁脾虚。

治则治法:疏肝健脾,活血祛瘀,培补脾肾,理气消胀。

基本方名:舒肝化癥汤加减。

处方:柴胡20g,香附9g,川楝子20g,槟榔20g,砂仁9g,半夏9g,黄芪20g,莪术20g,淫羊藿20g,生蛭粉20g,三七粉(冲服)20g。疏肝丸,2袋,40粒,1日3次。

20剂,水煎服,日1剂,分2次温服。嘱:注意休息,清淡饮食。

二诊:患者服药后胁痛症状明显减轻,饮食可,精神可。提示原辨证正确,刻下依然疲乏,且患者久病正气亏虚,当加强扶正之力,酌加党参20g。30剂。

三诊:患者服药后临床症状基本消失。病情未再复发,嘱患者坚持服用"疏肝消积丸"治疗。

按:本病属中医胁痛范畴,证属肝郁脾虚型,西医为乙型肝炎。患者感染邪毒日久,肝脏受损,肝气郁结则胁痛;肝失疏泻,横逆犯脾,脾失健运,则纳谷减少,疲乏无力;苔腻脉沉涩均为肝强脾弱之象。治宜疏肝健脾,活血祛瘀,培补脾肾,理气消胀。方中以柴胡、香附、川楝子条达肝气;以槟榔、砂仁、半夏健脾理气消胀;莪术、生蛭粉、三七粉活血祛瘀;以黄芪、阴阳合补益脾肾;再合疏肝丸共达健脾益气、壮肾活血祛瘀之功。

圆翳内障／肝肾阴虚证

医案提要：付某，男，66岁，患者视物昏花半年，加重1个月。诊断为圆翳内障，证属肝肾阴虚。以补肾养肝，益气养血明目为法，用杞菊地黄丸加减治愈。

付某，男，66岁，2006年4月20日初诊。

主诉：患者视物昏花半年，加重1个月。

初诊：患者于半年前无明显诱因出现视力下降，视物昏花，眼前时有黑星症状，未予重视，近1个月来上述症状加重，至兰州某医院求诊，诊为眼底出血，经治效果不佳，特来我处求治。刻下症见视物昏花，眼前时有黑星，饮食、二便尚可。舌质略红苔黄。脉细数。

西医诊断：白内障。

中医诊断：圆翳内障，证属肝肾阴虚。

治则治法：补肾养肝，益气养血明目。

基本方名：杞菊地黄丸加减。

处方：生地黄20g，玄参20g，山萸肉20g，枸杞子20g，女贞子20g，墨旱莲20g，菊花20g，桑叶9g，茺蔚子20g，石斛20g，泽泻9g，密蒙花20g，谷精草20g，赤芍9g，丹参9g，川芎9g，阿胶（烊化）9g，三七粉（冲服）5g。

30剂，水煎服，日1剂，分2次温服。嘱：注意休息，忌食辛辣刺激食物。

复诊：患者服用前方后病情稳定，视力未继续下降，眼前黑星明显减少。嘱继服30剂。

三诊：服药后患者病情稳定，视力未再下降，眼前黑星消失。嘱继续坚持治疗。

按：中医古籍中无白内障之名。今之所谓白内障一病，包括在内障眼病这一大类之中，唐代《外台秘要》将本病称为"脑流青盲眼"，后世的《世医得效方》《审视瑶函》《证治准绳》《目经大成》等医书也多有论及。在病机方面,《龙木论》认为主要由肝风或肝脏积热所致,元代倪维德则强调"阴弱不能配阳",肾阴不足为其本。明代《针灸大成》认为其病因为"怒气伤肝,血不就舍,肾水枯竭,气血耗散"。本病以虚证居多,与肝、肾、脾三脏有关,其中与肝肾阴虚最为密切,当人步入老年,肝肾真阴亏虚,不能养目,则可发本病。治当补肾养肝,益气养血明目。本方在杞菊地黄丸基础上进行加减,配合滋阴养血、清肝明目之品,从本论治,其功自现。

腹胀/气滞寒凝证

医案提要:陈某,女,50岁,腹部胀满1个月余,加重3天。诊断为腹胀,证属气滞寒凝。以行气,温中,散寒为法,用舒胆消炎冲剂化裁治愈。

陈某,女,50岁,2006年4月17日初诊。

主诉:腹部胀满1个月余,加重3天。

初诊:患者于2006年3月中旬受凉,引起胃肠不适,未引起重视,后来慢慢出现腹部胀满。刻下症见腹部胀满,腑气不通,舌红苔白,脉细。

西医诊断:肠炎。

中医诊断:腹胀,证属气滞寒凝。

治则治法:行气,温中,散寒。

基本方名:舒胆消炎冲剂化裁。

处方:柴胡9g,枳实20g,厚朴9g,青陈皮各9g,半夏9g,槟榔20g,郁金20g,桂枝9g,黄芪20g,当归9g,丹参20g,赤白芍各9g,延胡索20g,制附片9g,细辛4g,甘草6g,酒大黄4g,天麻9g,白芷20g,生蛭粉5g。

7剂,水煎服,日1剂,分2次温服。嘱:避风寒,注意休息,清淡饮食。

二诊:患者服用前方后腹胀减轻。守方继服6剂。

三诊:腹胀基本消失,大便正常。患者腹胀消失,治疗当转为健脾,减酒大黄、白芷,加砂仁9g。10剂。

四诊:患者病情好转,临床症状消失,精神好。

按:本病为气滞寒凝型腹胀。寒邪内袭,阻滞气机,下焦气机失调,则腹部胀满,腑气不通;舌红苔白,脉细为寒凝之征。治当行气,温中,散寒。

胃痛/气虚寒凝证

医案提要：王某，男，48 岁，胃脘部胀痛，伴泛酸水 3 年余，加重半月。诊断为胃痛，证属气虚寒凝。以健脾益气，温中散寒，消滞祛瘀为法，用温中愈溃汤加减治愈。

王某，男，48 岁，2006 年 4 月 22 日初诊。

主诉：胃脘部胀痛，伴泛酸水 3 年余，加重半月。

初诊：2003 年，由于工作繁忙，饮食不节，患者胃脘部渐渐出现隐隐胀痛，偶有泛酸，当时患者未予重视，后来多次求医治疗，但病情时好时坏。近半月病情明显加重，遂来就诊。刻下症见胃脘部胀痛，伴泛酸水，神疲乏力，睡眠欠佳，纳差，舌淡少苔，脉细弱。

西医诊断：慢性萎缩性胃炎。

中医诊断：胃痛，证属气虚寒凝。

治则治法：健脾益气，温中散寒，消滞祛瘀。

基本方名：温中愈溃汤加减。

处方：党参 20g，炒白术 9g，黄芪 20g，枳壳 9g，半夏 9g，陈皮 9g，厚朴 9g，焦三仙各 9g，干姜 6g，黄连 9g，蒲公英 20g，金钱草 20g，炒白芍 20g，延胡索 20g，川楝子 20g，甘草 6g，淫羊藿 20g，三七粉（冲服）5g。

12 剂，水煎服，日 1 剂，分 2 次温服。嘱：避风寒，随诊。

复诊：服用前方后胃痛、胃胀症状有明显缓解。嘱继服 20 剂。

三诊：患者服药后临床症状基本消失。

按：本病属中医之胃痛，由气虚寒凝所致。阳气亏虚，虚寒凝滞，胃失温养，则见胃痛，胃胀，纳差；寒凝气滞，气机阻滞，肝气不舒，则见泛酸；气血亏虚，神失所养，则见睡眠欠佳；气血生化不足，则见疲乏；舌淡少苔，脉细弱乃气虚寒凝之征。

　　方中党参、黄芪益气,配伍干姜、半夏、厚朴除湿,枳壳、陈皮、川楝子理气,焦三仙助运,黄连、蒲公英、金钱草解毒,炒白芍、延胡索、甘草缓急止痛,淫羊藿益肾,三七粉理气活血,共达健脾之效。

胸痹病 / 气血瘀滞证

医案提要:吴某,女,65 岁,胸闷、气短反复发作 3 年。诊断为胸痹病,证属气血瘀滞证。以理气活血解郁、温肾助阳通痹为法,用心痹 1 号方加减治愈。

吴某,女,65 岁,2006 年 4 月 24 日初诊。

主诉:胸闷、气短反复发作 3 年。

初诊:患者于 3 年前无明显诱因出现胸闷、气短,至兰州某医院检查诊为"冠心病,心肌缺血,心力衰竭,房颤",经治疗症状缓解,后劳累、饮食不当、心情不好时反复发作,疗效不佳,慕名来我处就诊。刻下症见胸闷、气短,疲乏,饮食、二便尚可,舌淡体胖,舌质淡红,舌苔白腻。

西医诊断:冠心病,心肌缺血,心力衰竭,房颤。

中医诊断:胸痹,证属气血瘀滞。

治则治法:理气活血解郁、温肾助阳通痹。

基本方名:心痹 1 号方加减。

处方:党参 20g,白术 20g,黄芪 20g,丹参 20g,五味子 20g,当归 20g,川芎 15g,赤芍 15g,地龙 3g,桂枝 9g,制附片 9g,淫羊藿 20g,葶苈子 9g,延胡索 20g,猪茯苓各 20g,鳖甲 20g,生蛭粉 10g,三七粉(冲服)5g。

10 剂,水煎服,日 1 剂,分 2 次温服。嘱:忌食辛辣刺激食物,饮食清淡,注意休息。

二诊:患者服药后胸闷、短气减轻,食欲可,精神可。患者水湿明显,原方加泽泻 20g,车前子 20g,10 剂。

三诊:患者服药后胸闷气短较前明显减轻,食欲可,精神可。效不更方,二诊方继进 10 剂。

四诊:患者服药后偶见胸闷气短,但症状较前为轻,食欲可,睡眠佳,精神可。患者属正虚邪恋,加阿胶 9g 以扶正养血安神。再进 20 剂。

五诊:患者服药后临床症状基本消失。嘱患者坚持治疗,调畅情志,注意休息。

按:本证属气滞血瘀型胸痹。气滞血瘀,上焦气机阻滞,胸阳不展,不通则痛,症见胸闷胸痛;气血阻滞,心失所养,则见心悸;正气亏虚,则见疲乏;舌暗苔白,脉结代乃气滞血瘀之征。

周信有教授经验认为,本病基本病机多为本虚标实。该患者表现心悸,气短,心前区疼痛,动则加重,并伴神疲乏力,易汗,脉沉细等,皆为气虚,阳虚之证。气虚不运则血脉瘀滞,心脉痹阻;心阳不振,脾阳不运则寒凝血瘀,痰浊内生。可见痰浊与瘀血皆为在本虚基础上产生的标实。痰浊和瘀血闭塞心脉,不通则痛,从而产生心前区闷痛不适。故治疗时,周信有教授取心痹1号方为基本方,加减化裁,以达标本兼顾,通补兼施,综合治疗之目的。方中重用温阳益气活血之药如党参、黄芪、丹参、五味子、当归、川芎、赤芍、地龙、桂枝、制附片等,并配合健脾温肾之白术、猪苓、茯苓、淫羊藿,配合破血之鳖甲、生蛭粉、三七粉等共治。随证水湿重时在葶苈子基础上加泽泻、车前子,病情缓解治本时加阿胶,充分体现中医之辨证论治思想。

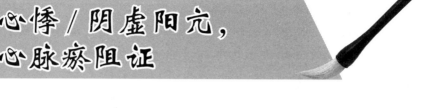

心悸／阴虚阳亢，
心脉瘀阻证

医案提要：成某，女，62 岁，心慌、气短 3 年，伴眼睑浮肿，手脚心热，加重 2 个月余。诊断为心悸，证属阴虚阳亢，心脉瘀阻。以平肝潜阳，活血通脉为法，用宁心安寐汤加减治愈。

成某，女，62 岁，2006 年 4 月 27 日初诊。

主诉：心慌、气短 3 年，伴眼睑浮肿，手脚心热，加重 2 个月余。

初诊：患者自 2003 年，出现不明原因的间断性心慌、气短。遂入院治疗，被诊断为冠心病，经医院治疗，病情得到了有效控制。近 2 个月来，由于劳累，患者心慌气短频发，病情进一步加重，遂来就诊。刻下症见心慌，气短，手足心热，眼睑浮肿，饮食可，睡眠差，二便调，脉结代。

西医诊断：冠心病。

中医诊断：心悸，证属阴虚阳亢，心脉瘀阻。

治则治法：平肝潜阳，活血通脉。

基本方名：宁心安寐汤加减。

处方：生地黄 20g，首乌藤 20g，五味子 20g，丹参 20g，知母 20g，黄柏 9g，地骨皮 20g，青蒿 9g，银柴胡 9g，玄参 20g，炒酸枣仁 20g，生龙牡各 30g，灵磁石 30g，三七粉（冲服）5g。

10 剂，水煎服，日 1 剂，分 2 次温服。嘱：注意休息，清淡饮食，调畅情志，坚持治疗。

复诊：服用前方后患者自觉心慌减轻，精神可，饮食睡眠可，晨起眼睑仍有浮肿。患者病情减轻，提示原治疗方案正确。予加益母草子各 20g，茯苓 9g 以利水。15 剂。

三诊：患者病情减轻，舌仍暗，说明瘀血之证仍显，加三七粉 5g 活血化瘀。30 剂。

四诊：患者临床症状消失，精神可，饮食睡眠佳。

按：本证属阴虚阳亢，心脉瘀阻型心悸。气血阻滞，心失所养，则见心悸；正气亏虚，则见疲乏；阴血亏虚，虚阳上亢，则见手足心热；舌暗苔黄，脉结代乃阴虚血瘀之征。

周信有教授治疗本病时，注重标本兼治，治以平肝潜阳，活血通脉。以生地黄、首乌藤、五味子、丹参、玄参、知母、炒酸枣仁补肾阴，养肝血；以黄柏、地骨皮、青蒿、银柴胡清上亢之肝火；以生龙牡、灵磁石重镇肝阳；三七粉活血养血。

胁痛／虚瘀癥积证

医案提要:苗某,男,38岁,右胁下隐痛、疲乏,1年余,加重半月。诊断为胁痛,证属虚瘀癥积。以清解,补虚,祛瘀为法,用舒肝化癥汤加减治愈。

苗某,男,38岁,2006年4月29日初诊。

主诉:右胁下隐痛、疲乏,1年余,加重1个月。

初诊:自2005年2月以来,由于工作劳累,患者时感疲乏,未予重视。后来病情慢慢加重,右胁下有压痛,还是未予重视。1个月前,由于病情加重明显,便到当地医院就诊,确诊为乙型肝炎(大三阳),遂慕名前来治疗。现刻下症见右胁下隐痛,疲乏,巩膜黄染,饮食可,小便黄,大便正常,睡眠差,舌淡苔白腻,脉弦。

西医诊断:乙型肝炎。

中医诊断:胁痛,证属虚瘀癥积。

治则治法:清解,补虚,祛瘀。

基本方名:舒肝化癥汤加减。

处方:虎杖20g,茵陈20g,白花蛇舌草20g,板蓝根20g,土茯苓20g,贯众20g,苦参20g,黄柏9g,淫羊藿20g,女贞子20g,五味子20g,黄芪20g,赤芍20g,丹参20g,延胡索20g,莪术20g,枳实9g,三七粉(冲服)5g,生蛭粉(冲服)5g。舒肝消积丸每次40粒,每日3次。

30剂,水煎服,日1剂,分2次温服。嘱:注意休息,忌食辛辣刺激及油腻食物。

二诊:服用前方后肝区隐痛消失,现无明显乏力,饮食好转。此时当补后天运化之本,加砂仁9g、干姜6g,另予味酶粉(周老常用药,即生北五味子打粉装0号胶囊)每次5粒,每日3次以治之。30剂。

三诊:患者病情好转,临床症状消失,精神好。嘱患者继服舒肝消积丸以巩固疗效。

按:本证属中医肝郁脾虚型胁痛。湿毒侵袭入内,阻滞气机,肝失疏泄,则见胁痛;胆失疏泄,胆汁外溢,则见白睛黄染;湿邪困阻脾胃,中焦气机失调,则见腹胀;脾失健运,气血生化不足,则见疲乏;舌淡苔白腻,脉弦乃湿滞肝郁之征。

周信有教授以舒肝化癥汤为基础方加减治疗胁痛,以虎杖、茵陈、白花蛇舌草、板蓝根、土茯苓、贯众、苦参、黄柏清热解毒燥湿,以淫羊藿、女贞子、五味子、黄芪益气养阴;以赤芍、丹参、延胡索、莪术、枳实、三七粉、生蛭粉理气活血祛瘀;并配合舒肝消积丸。此法乃周信有教授常用之法。

在临证中需时时顾护胃气,加强脾运,通过调理脾胃的运化功能达到除湿之目的。

胃痛/气虚寒滞证

医案提要: 张某,男,58 岁,胃脘部胀痛 3 年余,加重 2 个月。诊断为胃痛,证属气虚寒滞。以益气温阳,散寒止痛为法,用益胃平萎汤加减治愈。

张某,男,58 岁,2006 年 5 月 11 日初诊。

主诉: 胃脘部胀痛 3 年余,加重 2 个月。

初诊: 患者于 2003 年初,因感冒引起胃脘部胀满不适,未引起重视,后来病情时好时坏,近 2 个月来,患者因饮食不节,引起病情加重,遂到兰州铁路中心医院就诊,胃镜示:萎缩性胃炎伴糜烂。治疗效果不佳,便来就诊。刻下症见胃痛,胃胀,嗳气,疲乏,纳差,舌暗苔白腻,脉细弱。

西医诊断: 萎缩性胃炎,糜烂性胃底胃炎。

中医诊断: 胃痛,证属气虚寒滞。

治则治法: 益气温阳,散寒止痛。

基本方名: 益胃平萎汤加减。

处方: 党参 20g,炒白术 9g,半夏 9g,枳实 20g,厚朴 9g,砂仁 9g,干姜 6g,制附片 9g,赤芍 20g,延胡索 20g,莪术 20g,黄芪 20g,甘草 6g,三七粉(冲服)5g。

10 剂,水煎服,日 1 剂,分 2 次温服。嘱:忌食辛辣刺激及油腻食物,注意休息。

二诊: 服药 10 剂胃胀减轻,疼痛消失,食欲增加,精神转好。患者服药后病情减轻,提示初诊辨证正确,原方加鸡内金 9g 助胃健运。10 剂。

三诊: 患者服药后病情好转,临床症状基本消失。嘱患者饮食清淡,忌食辛辣。

按: 患者病属胃痛,由阳虚寒凝所致。寒邪凝滞,阻滞经络,气血不通,则见胃痛、胃胀;胃气不降,上逆而成嗳气;脾胃运化失职,则疲乏、纳差;舌暗苔白腻为阳气亏虚,寒邪凝滞之征。

　　周信有教授以益胃平萎汤加减治疗萎缩性胃炎,认为本病病机主要表现为气虚、气滞、寒凝、血瘀之特点;尚有肝失条达,胃失和降,痰湿中阻,而表现蕴湿化热,伤及胃阴之病理特点。因此,对本病常分气虚寒滞型和阴虚瘀热型论治,临床上以前者多见。根据"久病久虚致瘀""气滞血瘀""寒凝血瘀"等理论及周信有教授的临床经验,健脾、益气、理气、祛瘀、温中,即调气法与活血化瘀法并用,是治疗本病的基本原则。

癫痫/阴虚阳亢证

医案提要:陈某,男,13岁,阵发性全身发抖1年余。诊断为癫痫,证属阴虚阳亢。以滋阴潜阳,平肝息风为法,用头风蠲通汤加减治愈。

陈某,男,13岁,2006年5月4日初诊。

主诉:阵发性全身发抖1年余。

初诊:家人代诉患者自2005年5月以来,出现不明原因的全身发抖,每日发作八九次,常常睡觉时被抖醒。刻下症见舌红,苔黄,二便正常。

西医诊断:癫痫。

中医诊断:癫痫。

证属阴虚阳亢,风痰内扰。

治则治法:滋阴潜阳,疏风利窍,涤痰祛瘀,平肝息风。

基本方名:头风蠲通汤加减。

处方:川芎15g,丹参20g,白蒺藜15g,赤芍15g,茺蔚子15g,天麻9g,胆星9g,白附子7g,广地龙15g,僵蚕9g,全蝎6g,郁金15g,远志9g,生龙牡各30g。

10剂,水煎服,日1剂,分2次温服。嘱:清淡饮食,调畅情志,注意休息。

复诊:服用前方后患者疾病发作次数减为5、6次,较前减轻,提示初诊辩证正确。加石决明20g、蝉蜕7g以增强息风之功。再进15剂。

三诊:疾病日发作四五次。患者年纪尚小,正气亏虚,原方加黄芪15g、阴阳合15g以扶正祛邪。15剂。

四诊:疾病发作次数明显减少,每日发作1~3次,病情得到缓解。嘱患者继续服药,坚持治疗。

按:患者属阴虚阳亢之癫痫病。患儿年幼,肾精未充,肝阳上亢,则见身发抖;舌红,苔黄脉弦数乃阳亢之征。本证患儿西医未查出其确切原因,按中医辨证,当属动风之证,病归癫痫,治当滋阴潜阳,疏风利窍,涤痰祛瘀,平肝息风。

胁痛 / 虚瘀癥积证

医案提要：胡某，男，52 岁，右胁下不适，后背痛，伴疲乏 5 年余，加重 1 年。诊断为胁痛，证属虚瘀癥积。以理气活血，扶正祛湿，祛癥消瘀为法，用舒肝化癥汤加减治愈。

胡某，男，52 岁，2006 年 5 月 15 日初诊。

主诉：右胁下不适，后背痛，伴疲乏 5 年余，加重 1 年。

初诊：患者已患血吸虫病 36 年余，多方求医病情时好时坏，近年来，病情慢慢加重，2006 年 5 月 15 日彩超示：血吸虫性肝脏改变；血吸虫性肝纤维化改变；胆囊壁毛糙；脾大。刻下症见右胁下不适，后背隐痛，疲乏，舌淡，苔厚腻，脉弦。

西医诊断：血吸虫性肝硬化。

中医诊断：胁痛，证属虚瘀癥积。

治则治法：理气活血，扶正祛湿，祛癥消瘀。

基本方名：舒肝化癥汤加减。

处方：虎杖 20g，茵陈 20g，板蓝根 20g，金钱草 20g，柴胡 9g 仙茅 20g 仙鹤草 20g 土茯苓 20g，贯众 20g，苦参 20g，黄柏 9g，淫羊藿 20g，女贞子 20g，五味子 20g，黄芪 20g，赤芍 20g，党参 20g，炒白术 9g 丹参 20g，延胡索 20g，枳实 20g，鳖甲 20g，莪术 20g，三七粉（冲服）5g，生蛭粉（冲服）10g，舒肝消积丸每次 40 粒，每日 3 次。

15 剂，水煎服，日 1 剂，分 2 次温服。嘱：忌食辛辣刺激食物，注意休息。

复诊：服用前方后肝区不适感减轻，背部隐痛消失，但湿象尤显，加干姜 6g 治之。30 剂。

三诊：患者病情稳定，临床症状基本消失。嘱患者继服舒肝消积丸以巩固疗效。

按：本证属中医肝郁脾虚型胁痛。虫毒侵袭入内，损伤肝脏，肝失疏泄，则见胁痛;气滞血瘀,日久而成癥积;脾失健运,气血生化不足,则见疲乏、纳差;舌淡苔厚腻,脉弦乃气滞血瘀湿困之征。

本病由感染血吸虫所引起,病因虽异,但中医辨证属肝郁脾虚型胁痛,当用理气活血,扶正祛湿,祛癥消瘀之法,对证施治。

痹证/气虚寒凝证

医案提要：王某，女，45岁，四肢关节疼痛1年余，加重3个月。诊断为痹证，证属气虚寒凝。以益气活血，温经通络为法，用寒湿痹痛汤加减治愈。

王某，女，45岁，2006年5月19日初诊。

主诉：四肢关节疼痛1年余，加重3个月。

初诊：患者由于工作的需要，去年冬天在户外作业，保暖不佳，造成四肢关节冷痛，受凉尤为明显，但患者一直未予足够的重视，病情时好时坏，最近反而加重，遂前来就诊。刻下症见四肢关节疼痛，关节活动尚可，舌暗淡，苔少，脉缓稍滑。

西医诊断：风湿性关节炎。

中医诊断：痹证，证属气虚寒凝。

治则治法：益气活血，温经通络。

基本方名：寒湿痹痛汤加减。

处方：桂枝9g，当归20g，黄芪20g，延胡索20g，赤白芍各9g，片姜黄20g，羌独活各9g，制乳没各9g，桑寄生20g，海桐皮20g，制附片9g，细辛4g，甘草6g，三七粉（冲服）5g。

10剂，水煎服，日1剂，分2次温服。嘱：避风寒，注意休息。

复诊：服用前方后关节疼痛症状减轻，略有畏寒。寒凝于内，损伤阳气，故加肉桂6g、淫羊藿20g以温肾壮阳。继服10剂。

三诊：关节疼痛症状较前减轻。患者病情缓解，守方继进10剂。

四诊：患者病情好转，临床症状消失，精神好。

按：本病属气滞寒凝之痹症。寒邪内困，寒性凝滞，气血留滞关节，则见关节疼痛，遇寒加剧；舌暗淡，苔少，脉缓滑为寒凝气滞之征。

痹证／着痹证

医案提要：郑某，女，39岁，双下肢膝关节疼痛半年。诊断为痹证，证属着痹证。以清热祛湿，通痹止痛为法，用寒湿痹痛汤加减治愈。

郑某，女，39岁，2006年5月22日初诊。

主诉：双下肢膝关节疼痛半年。

初诊：患者半年以来双下肢膝关节疼痛，到当地医院就诊，检查类风湿因子阴性，治疗效果不佳，遂来求诊。刻下见：双下肢疼痛，双下肢有小片皮肤发青，皮下有豆大结节，压之痛，舌红少苔，脉弦细。

西医诊断：风湿性关节炎。

中医诊断：痹证，证属着痹证。

治则治法：祛湿通痹止痛。

基本方名：寒湿痹痛汤加减。

处方：桂枝9g，黄芪20g，当归20g，丹参20g，赤白芍各20g，片姜黄20g，延胡索20g，羌独活各9g，海桐皮20g，制乳没各9g，怀牛膝9g，忍冬藤20g，苦参20g，三七粉（冲服）5g。

20剂，水煎服，日1剂，分2次温服。嘱：忌食辛辣刺激食物，饮食清淡，注意休息。

二诊：患者服药后病情减轻，提示原治疗方案正确，为加强祛风除湿之力，加桑枝20g。30剂。

三诊：患者服药后临床症状基本消失，饮食睡眠可，精神佳。嘱患者坚持治疗。

按：本证应属痹证之痛痹。湿邪侵袭，留注经络关节，阻滞气血，则见关节疼痛；气血凝滞局部，则见关节肿大或结节；舌淡少苔，脉细弱为寒凝阳虚之象。

周信有教授认为痹证临床可分为两大类,即风寒湿痹和热痹,本证属风寒湿痹着痹,治当散寒除湿通络止痛,但因有郁而化热之征,故当辅以清热。

感冒/风寒袭肺证

　　医案提要:张某,男,43 岁,咽痛、咽痒、咳嗽 5 天。诊断为感冒病,证属风寒袭肺。以祛风散寒,宣肺解表为法,用三拗汤加减治愈。

　　张某,男,43 岁,2006 年 4 月 20 日初诊。

　　主诉:咽痛、咽痒、咳嗽 5 天。

　　初诊:患者于 5 天前无明显诱因出现发热、咳嗽、咽喉疼痛症状,自服银翘解毒片治疗,效果不佳,遂来我处就诊。刻下见:咽喉疼痛、咽痒、咳嗽。舌质淡舌苔薄白,脉浮。

　　西医诊断:上呼吸道感染。

　　中医诊断:感冒,证属风寒袭肺。

　　治则治法:祛风散寒,宣肺解表。

　　基本方名:三拗汤加减。

　　处方:麻黄 6g,杏仁 9g,前胡 9g,桑皮 9g,枇杷叶 9g,紫菀 9g,款冬花 9g,浙贝母 9g,鱼腥草 20g,射干 20g,半夏 9g,葶苈子 20g,甘草 6g。

　　6 剂,水煎服,日 1 剂,分 2 次温服。嘱:避风寒,注意休息,清淡饮食。

　　二诊:患者服药后咳嗽、咽痛减轻,咽痒仍在,精神可,饮食睡眠可。患者咽痒仍明显,加沙参 20g 解毒利咽。20 剂。

　　三诊:患者服药后咳嗽、咽痒减轻,咽痛症状基本消失,精神可,饮食睡眠可。患者病情减轻,加瓜蒌 9g 以清肺化痰止咳。10 剂。

　　四诊:患者服药后咳嗽症状较前减轻,咽痛咽痒症状基本消失,精神可,饮食睡眠可。守方继进 6 剂。

　　五诊:患者咳嗽,咯白痰,精神可,饮食睡眠可。患者刻下仍有咳嗽,加桔梗 9g 以宣肺利咽止咳。再进 6 剂。

　　六诊:患者病情痊愈。

　　按:患者感受风寒,外邪袭表,邪正相争,顾见发热;邪袭肺卫,肺气失宣,则见咳嗽;咽为肺胃之门户,外邪侵袭,首先犯之,则见咽痛咽痒;舌淡苔白脉浮乃风寒外袭之征。故本病应属风寒外袭之感冒。治当祛风散寒,宣肺解表。

周信有教授临床治疗风寒外袭之证,喜用三拗汤加减治疗,可用于治疗咳嗽、头痛等多种病证,并善于将之与荆防败毒散合而化裁。

胁痛／肝郁脾虚证

医案提要：张某，女，28岁，胁痛、腹胀、疲乏反复发作3年，加重1个月。诊断为胁痛，证属肝郁脾虚。以疏肝解郁、健脾祛湿、清热解毒为法，用舒肝化癥汤加减治愈。

张某，女，28岁，2006年4月27日初诊。

主诉：胁痛、腹胀、疲乏反复发作3年，加重1个月。

初诊：患者于3年前无明显诱因出现胁肋不舒、腹胀、疲乏、食欲差，至兰州某医院检查诊为"乙型肝炎"，经治疗症状缓解。怀孕后身体较弱，1个月前因劳累出现胁痛、腹胀、疲乏、纳差，慕名来我处就诊。刻下症见胁痛、腹胀、疲乏、纳差。舌质淡红，舌苔白腻。脉弦滑。怀孕6个月。

西医诊断：乙型肝炎。

中医诊断：胁痛，证属肝郁脾虚。

治则治法：疏肝解郁，健脾祛湿，清热解毒。

基本方名：舒肝化癥汤加减。

处方：茵陈20g，板蓝根20g，白花蛇舌草20g，土茯苓20g，黄柏9g，苦参20g，阴阳合20g，女贞子20g，五味子20g，黄芪20g，砂仁9g，陈皮9g，甘草6g。

10剂，水煎服，日1剂，分2次温服。嘱：注意休息，忌食辛辣刺激及油腻食物。

二诊：患者服药后胁痛、腹胀减轻，仍疲乏，食欲可，精神可，守方继进30剂。

三诊：患者服药后临床症状基本消失，因已近临产期，嘱患者产后继续治疗。

按：本证属中医肝郁脾虚型胁痛。湿毒侵袭入内，阻滞气机，肝失疏泄，则见胁痛；湿邪困阻脾胃，中焦气机失调，则见腹胀；脾失健运，气血生化不足，则见疲乏，舌淡苔白腻，脉弦滑乃湿滞肝郁之征。治当疏肝解郁、健脾祛湿、清热解毒。但患者正处孕期，用药当时时顾护胎儿。

周信有教授对本证治疗临床常配合活血化瘀之法，并善于用破血之药，但患者正值孕期，所以治疗当注意顾护胎儿，不能动血；并考虑孕妇生理特点，注意益气养血，先稳定病情，待产后彻底治疗。

胁痛/肝郁脾虚证

医案提要:王某,男,21 岁,胁痛、腹胀、疲乏反复发作 3 年。诊断为胁痛,证属肝郁脾虚。以疏肝解郁、健脾祛湿、清热解毒为法,用舒肝化癥汤加减治愈。

王某,男,21 岁,2006 年 4 月 22 日初诊。

主诉:胁痛、腹胀、疲乏反复发作 3 年。

初诊:患者于 3 年前无明显诱因出现胁痛、腹胀、疲乏、食欲差,至兰州某医院检查诊为"丙型肝炎",经治疗症状缓解,后劳累或饮食不当时反复发作,疗效不佳,慕名来我处就诊。刻下症见胁痛、腹胀、疲乏、食欲差。舌质淡红,舌苔白腻,脉弦滑。

西医诊断:丙型肝炎。

中医诊断:胁痛,证属肝郁脾虚。

治则治法:疏肝解郁,健脾祛湿,清热解毒。

基本方名:舒肝化癥汤加减。

处方:虎杖 20g,茵陈 20g,半枝莲 20g,板蓝根 20g,土茯苓 20g,贯众 20g,苦参 20g,黄柏 9g,紫草 20g,连翘 20g,淫羊藿 20g,女贞子 20g,五味子 20g,黄芪 20g,赤芍 20g,丹参 20g,延胡索 20g,莪术 20g,枳实 20g,三七粉(冲服)5g,生蛭粉(冲服)5g。舒肝消积丸 2 袋,每次 40 粒,日 3 次。

6 剂,水煎服,日 1 剂,分 2 次温服。嘱:注意休息,清淡饮食,坚持治疗。

复诊:患者服药后胁痛、疲乏减轻,食欲可,精神可。患者病情减轻,守方继进 20 剂。舒肝消积丸 2 袋,40 粒,日 3 次。

三诊:患者服药后临床症状基本消失,提示治疗方案正确,守方继进,坚持治疗。为加强解毒化痰之效,去半枝莲,加白花蛇舌草 20g、浙贝母 9g。进 10 剂。舒肝消积丸 2 袋,40 粒,日 3 次。

四诊:患者病情好转,临床症状消失,精神好。嘱患者继续服用疏肝消积丸巩固疗效。

按：本证属中医肝郁脾虚型胁痛。湿毒侵袭入内，阻滞气机，肝失疏泄，则见胁痛；脾失健运，气血生化不足，则见疲乏，舌淡苔白腻，脉弦滑乃湿滞肝郁之征。治当疏肝解郁、健脾祛湿、清热解毒。

本患者病证由丙型肝炎病毒所致，现代研究显示丙型肝炎转为肝硬化的概率很大，所以应及早治疗，并早期加入祛除湿毒及活血化瘀之品。

疳证/脾肾亏虚证

　　医案提要:安某,女,5 岁,夜间磨牙,咬食指甲,夜尿多 2 年。诊断为疳证,证属脾肾亏虚。以疏肝解郁、健脾益肾、固肾缩尿为法,用四逆散合缩泉丸加减治愈。

　　安某,女,5 岁,2006 年 4 月 14 日初诊。

　　主诉:近 2 年来,夜间睡眠不好,磨牙,白天咬指甲,夜尿多。

　　初诊:患儿母亲代诉,患儿于 2 年前无明显诱因出现夜间睡眠不好,磨牙,喜咬指甲,白天尿少,夜尿多,多动,食欲不佳。在兰州某医院诊为"小儿多动症",经治疗疗效不佳,慕名来我处就诊。刻下症见发育正常,毛发发黄,精神可,夜间睡眠不好,时有汗,磨牙,喜咬指甲,食欲不好,白天尿少,夜尿多,多动,舌质红,舌苔黄微腻,脉细数。

　　西医诊断:小儿多动症。

　　中医诊断:疳证,证属脾肾亏虚。

　　治则治法:疏肝解郁、健脾益肾、固肾缩尿。

　　基本方名:四逆散合缩泉丸加减。

　　处方:柴胡 7g,枳实 7g,当归 6g,炒白芍 6g,郁金 6g,远志 6g,丹参 6g,地龙 6g,全蝎 4g,青陈皮各 6g,半夏 4g,砂仁 6g,桑螵蛸 7g,益智仁 7g,五味子 7g,山萸肉 7g。

　　10 剂,水煎服,日 1 剂,分 2 次温服。嘱:注意休息,清淡饮食,坚持治疗。

　　二诊:家人代诉:患者服药 10 剂后,患儿服药后夜间睡眠较前好转,不再咬指甲,但夜尿仍多,精神可。因患儿夜尿仍多,故在原方基础上加续断、金樱子以益肾缩尿。

　　三诊:患儿再服药 10 剂后夜间睡眠较好,出汗不多,不再咬指甲,夜尿每夜 1~2 次,精神可。嘱患儿家属坚持治疗,并培养患儿良好的生活习惯。

　　按:小儿多动症古称小儿阳盛,该患儿应属中医之疳证,责之于脾胃,脾胃运化失职,故见磨牙,喜咬指甲,食欲不佳;血虚不能养神,心失所养,则夜间睡眠不好,多动;肾气亏虚,无力主水,则白天尿少,夜尿频多。治当疏肝解郁、健脾益肾、固肾缩尿。

小儿多动症目前临床治疗效果不佳,已成为影响儿童健康成长的一个难题,难诊断、难治疗。中医将之归入疳证等病证,病位主要责之与脾、肾,病理不外正虚邪盛,故治当扶正祛邪为法。

胃痛/阳虚寒凝证

医案提要：陈某，女，53岁，胃痛、胃胀、泛酸1个月。诊断为胃痛，证属阳虚寒凝。以温阳益气，散寒止痛为法，用温中愈溃汤加减治愈。

陈某，女，53岁，2006年4月20日初诊。

主诉：胃痛、胃胀、泛酸1个月。

初诊：患者于1个月前无明显诱因出现胃痛、胃胀、泛酸，遇冷加剧，在当地医院就诊，诊为"胃溃疡"，经治效果不佳，慕名前来求诊。刻下症见胃痛、胃胀、泛酸，遇冷加剧，舌质淡舌苔白腻，脉弦细。

西医诊断：胃溃疡。

中医诊断：胃痛病，证属阳虚寒凝。

治则治法：温阳益气，散寒止痛。

基本方名：温中愈溃汤加减。

处方：党参20g，炒白术9g，陈皮9g，半夏9g，枳实20g，厚朴9g，焦三仙各9g，砂仁9g，干姜6g，制附片9g，炒白芍20g，延胡索20g，川楝子20g，海螵蛸30g，黄连9g，香附9g，黄芪20g，甘草6g，三七粉（冲服）5g。

30剂，水煎服，日1剂，分2次温服。嘱：忌食辛辣刺激食物，饮食清淡，注意休息。

复诊：友人代诉，患者服药30剂后，患者临床症状消失，病情痊愈。

按：本病属中医之胃痛，由阳虚寒凝所致。寒邪内困，寒性收引，则见胃痛；气机阻滞，肝气不疏，则见泛酸；阳气亏虚，脾胃失养，中焦升降失职运化失司，则见胃胀、纳差；气血生化不足，则见疲乏；舌淡苔白腻，脉缓乃阳虚寒凝之征。治当温阳益气，散寒止痛。

消化性溃疡之发生，多系内外合邪所致。外因主要为寒邪客胃，饮食不节和情志郁结，可致胃气阻滞，和降失调，胃络阻滞，导致局部营养、血循环障碍，使胃黏膜糜烂，导致溃疡发生。中医学认为"邪之所凑，其气必虚"，本病患者发病及愈后复发时，多见脾虚证候表现，患者亦多属脾虚体质。此乃体质、遗传因素所造成的病理变化，属于虚。溃疡之发生，常乃内外因合邪所致，形成了虚实夹杂，本虚标实，错综复杂的病理特点，且以正虚为主。其中外邪犯胃和脾虚不运所引起的气机不畅，胃络瘀阻，乃是胃黏膜糜烂、溃疡形成的关键。

胃痛/寒凝气滞证

医案提要:常某,男,31 岁,胃痛、胃胀反复发作 1 年。诊断为胃痛,证属寒凝气滞。以温阳散寒,理气止痛为法,用温中愈溃汤加减治愈。

常某,男,31 岁,2006 年 5 月 4 日初诊。

主诉:胃痛、胃胀反复发作 1 年。

初诊:患者于 1 年前无明显诱因出现胃痛、胃胀,在当地医院就诊,诊为"慢性胃炎",经中西医治疗缓解,具体用药不详。病情反复发作,半月前又出现胃痛、胃胀、无食欲、疲乏症状,遂来就诊。刻下症见胃痛、胃胀,舌质淡舌苔白腻,脉缓。

西医诊断:慢性胃炎。

中医诊断:胃痛病,证属寒凝气滞。

治则治法:温阳散寒,理气止痛。

基本方名:温中愈溃汤加减。

处方:党参 20g,炒白术 9g,陈皮 9g,半夏 9g,枳实 20g,厚朴 9g,焦三仙各 9g,砂仁 9g,干姜 6g,制附片 9g,槟榔 20g,鸡内金 15g,炒白芍 20g,甘草 6g。

10 剂,水煎服,日 1 剂,分 2 次温服。嘱:注意休息,清淡饮食,坚持治疗。

二诊:患者服药后诸证减轻,疲乏症状消失,精神可。患者舌质淡苔白微腻脉弦,提示有肝气瘀滞,故于原方加川楝子 20g,香附 9g。15 剂。

三诊:患者病情较前明显好转,遇寒胃痛仍作。患者病情减轻,提示原治疗方案正确。刻下遇寒仍作胃痛,去川楝子,加延胡索 20g 以温阳散寒,活血止痛。15 剂。

四诊:患者病情好转,临床症状消失,精神好。嘱患者注意饮食,定期复查。

按:本病属中医之胃痛,由寒凝气滞所致。寒邪内困,寒性收引,则见胃痛;气机阻滞,中焦升降失职,则见胃胀;脾胃运化功能失司,则见纳差;气血生化不足,则见疲乏;舌淡苔白腻,脉缓乃阳虚寒凝之征。

本证既有寒凝气滞,又有脾胃正虚,尚兼肝气瘀滞,临证时,周信有教授以温中愈溃汤加减以温阳散寒,理气止痛,原方加川楝子、香附以疏肝理气。脾胃损伤,有急有缓,急者多由外邪所致,易治;缓者多由正虚所致,需慢功徐图,本证共用药 40 剂,患者病情方愈。

痛经、月经不调/气虚血瘀证

医案提要：安某，女，18岁，长期月经不调，经行腹痛腰痛6年。诊断为痛经，证属气虚血瘀。以益养血活血、祛瘀止痛、清热调经为法，用四物汤加减加减治愈。

安某，女，18岁，2006年4月20日初诊。

主诉：经期腹痛、腰痛6年。

初诊：患者于12岁初潮，其后月经周期不正常，2~3个月1次，每次4~5天，量中等，色暗，每次行经期间伴有腹痛、腰痛、乏力，经多次治疗疗效不佳。本次月经已2个月未潮，慕名来我处就诊。患者自诉经常上火，有口疮。刻下症见月经不调，经行腹痛、腰痛，疲乏，饮食、二便尚可，舌质淡红，舌苔黄腻，脉细滑。

西医诊断：痛经，月经不调。

中医诊断：痛经、月经不调病，证属气虚血瘀。

治则治法：养血活血，祛瘀止痛，清热调经。

基本方名：四物汤加减。

处方：当归20g，川芎20g，赤芍20g，延胡索20g，三棱20g，莪术20g，益母草20g，桂枝9g，小茴香9g，香附9g，川楝子20g，淫羊藿20g，茺蔚子15g，怀牛膝9g，生蛭粉5g冲服。

20剂，水煎服，日1剂，分2次温服。嘱：忌食辛辣刺激食物，饮食清淡，注意休息。

复诊：家人代诉：患者服药20剂后，月经来潮，腹痛减轻，后患者仍依原方服药25剂，6月月经已潮，间隔为32天，腹痛不明显。

按：本证属气虚血瘀型痛经。患者年少肾气亏虚，导致气虚血瘀，瘀血阻滞，血不循经，则月经不能按月来潮，经血色暗；精气亏虚，不荣则痛，则见腹痛、腰痛、乏力；血瘀化热，则见患者喜凉饮，常出口疮；舌暗红苔黄，脉滑细乃气滞血瘀有热之征。治当养血活血、祛瘀止痛、清热调经。

目前认为,子宫肌活动增强是痛经发生的主要机制。对本病的治疗,经前以防为主,一般以上月行经期为标准,提前一周开始服用调经止痛方剂,连服 5~7 剂,直至月经来潮,一般连续治疗 3 个月,即获痊愈。子宫内膜移位症部分病例常兼经血过多如注,且愈多愈痛。缘该病宿瘀内结,随化随下,经血虽多,瘀仍未清,故腹痛不减。治疗原则,仍以化瘀为主,不能因下血过多而采用固涩法,否则下血更多,腹痛更剧。此大体相当于西医刮宫,或予黄体酮,使其发生撤退性出血(亦称药物刮宫),或给宫缩剂,使子宫内膜迅速脱落,重新修复以止血。是故宜采用活血化瘀,健脾益气之品,以起到药物清宫止血的作用。此融"塞流、澄源、复旧"于一体。

胸痹 / 气血瘀阻证

医案提要: 潘某,男,74 岁,胸闷疼痛 1 天。诊断为胸痹,证属气血瘀阻。以活血化瘀,通络止痛为法,用益气通痹汤加减治愈。

潘某,男,74 岁,2006 年 5 月 15 日初诊。

主诉:胸闷疼痛 1 天。

初诊:5 年前患者因胸闷、疼痛在武威市某院就诊,查为冠心病,心绞痛,5 年中偶有胸闷疼痛,昨日胸闷疼痛 1 日,今见胸闷,胸痛,气短,舌质暗,苔薄白,脉结代。

西医诊断:冠心病。

中医诊断:胸痹,证属气血瘀阻。

治则治法:活血化瘀,通络止痛。

基本方名:益气通痹汤加减。

处方:瓜蒌 9g,半夏 9g,当归 20g,丹参 20g,赤白芍各 20g,川芎 20g,广地龙 20g,茺蔚子 20g,菊花 20g,天麻 9g,钩藤 20g,泽泻 9g,黄芪 30g,决明子 20g,三七粉(分冲)5g,生蛭粉(分冲)5g。

10 剂,水煎服,日 1 剂,分 2 次温服。嘱:禁烟酒,忌辛辣、油腻食物,保持情绪愉快。

复诊:服用前方后患者胸闷、胸痛、气短症状减轻,舌淡苔白,脉结代。原方继进 10 剂。

三诊:患者胸痛,气短症状消失,偶有胸闷,舌淡,苔薄白,脉涩。原方继进 20 剂。

四诊:患者服药后病情好转,胸闷、胸痛、气短症状消失。嘱患者坚持治疗,调畅情志,注意休息。

按:本证属气血瘀阻型胸痹。气滞血瘀,上焦气机阻滞,胸阳不展,不通则痛,症见胸闷胸痛;正气亏虚,则见气短疲乏;舌暗苔白,脉结代,乃气滞血瘀之征。治当活血化瘀,通络止痛。

　　益气通痹汤体现了中医治疗胸痹攻补兼施、综合运用、整体调节的治疗原则。周信有教授将其作为治疗冠心病的基础方进行加减运用,临床效果良好。

斑疹/热扰营血证

医案提要:姚某,男,75 岁,皮肤少量红色斑疹 1 周。诊断为斑疹,证属热扰营血。以清热解毒,和营凉血为法,用育阴消斑饮加减治愈。

姚某,男,75 岁,2006 年 7 月 13 日初诊。

主诉:皮肤少量红色斑疹 1 周。

初诊:自诉患者 1 周前无明显诱因皮肤出现少量红色斑疹,瘙痒,直径约 3mm,舌红少苔,脉弦数。

西医诊断:湿疹性皮炎。

中医诊断:斑疹,证属热扰营血。

治则治法:清热解毒,和营凉血。

基本方名:育阴消斑饮加减。

处方:白鲜皮 20g,地肤子 9g,苦参 20g,板蓝根 20g,土茯苓 20g,金银花 20g,连翘 20g,浮萍 9g,蝉蜕 9g,赤芍 20g,丹参 20g,紫草 20g,生地黄 20g,防风 9g。

5 剂,水煎服,日 1 剂,分 2 次温服。嘱:忌辛辣之物。

二诊:服用前方后患者皮肤瘙痒减轻,皮疹减少。嘱继服 5 剂。

三诊:患者服药后皮疹已逐渐消退,患者无不适感。

按:章虚谷言:"热闭营中,故多成斑疹。斑从肌肉而出属胃,疹从血络而出属肺。"在临床上斑疹的出现往往是邪热影响到营血的标志。疹的发生主在气分而热窜营分;斑的发生已入营血或气血同病,但与阳明胃中热毒有密切关系。陆子贤说:"斑为阳明热毒,疹为太阴风热。"由于斑疹的发生与肺胃气分热盛密切相关,所以在斑疹的治疗中常用清泄肺胃的治法和药物,并配以清热解毒、凉营养阴、凉血活络之品。若兼有湿象,当适当配合化湿之品。

不寐/阴虚火旺证

医案提要：张某，女，44岁，失眠，伴头痛2个月余，加重4天。诊断为不寐，证属阴虚火旺。以清心泻火，养血安神为法，用宁心安寐汤加减治愈。

张某，女，44岁，2006年3月28日初诊。

主诉：失眠，伴头痛2个月余，加重4天。

初诊：患者自2006年1月中旬，由于受到精神刺激而渐渐出现失眠，未予重视，病情逐渐加重，经多方求医治疗，病情时好时坏，近日来病情加重，彻夜难眠。经朋友介绍，遂来就诊。刻下症见失眠，头痛，饮食可，二便调。

西医诊断：神经官能症。

中医诊断：不寐，证属阴虚火旺。

治则治法：清心泻火，养血安神。

基本方名：宁心安寐汤加减。

处方：生地黄20g，首乌藤20g，丹参20g，五味子20g，柏子仁9g，知母20g，黄连9g，栀子9g，合欢皮20g，当归9g，远志9g，菊花20g，生龙牡各30g，磁石30g。

7剂，水煎服，日1剂，分2次温服。嘱：忌辛辣油腻之品，畅情志。

二诊：服用上方后，患者晚上睡眠时间延长，头痛减轻，精神好转。嘱继上方15剂治疗。

三诊：继服原方后，患者的睡眠有了很大的改善，每晚能够保持5个多小时的睡眠时间，夜梦明显减少，入睡时间缩短，精神状况有所改善。治疗当以扶正为主，减轻重镇安神之品，上方加酸枣仁12g，去磁石治之。

四诊：服三诊方15剂后，患者睡眠基本正常，遵三诊思路，上方去生龙牡，减黄连用量为6g，加党参12g治之。

患者服药后病情痊愈。

按：患者属不寐之证。患者长期嗜食辛辣，助火升阳，耗伤阴津，阴血亏虚，无力养心，心神无主，则见失眠；火邪扰及晴空，则见头痛，头胀；火邪伤津，则见小便黄；舌红苔黄燥、脉细数乃阴虚火旺之征。治当清心泻火，养血安神。

《灵枢·大惑论》较为详细地论述了"目不瞑"的病机，认为"卫气不得入于阴，常留于阳。留于阳则阳气满，阳气满则阳跷盛；不得入于阴则阴气虚，故目不瞑矣。"提出了失眠是阴阳失调所引起的。故治疗时党主要调节阴阳，本方中既重视用知母、黄连、栀子、菊花等清泻邪火，亦注意用以生地黄、首乌藤、丹参、五味子、柏子仁、合欢皮、当归、远志等药来养血安神，并适当加用重镇之品如生龙牡、磁石来安神，标本兼治。

感冒/风热犯肺证

医案提要：刘某，女，4岁，喷嚏、流涕2天。诊断为感冒，证属风热犯肺。以疏风清热，宣肺解表为法，用辛平达表汤化裁治愈。

刘某，女，4岁，2006年4月20日初诊。

主诉：喷嚏、流涕2天。

初诊：患儿于2天前无明显诱因出现打喷嚏、流涕，家人遂带来就诊。刻下症见喷嚏、流涕，无恶寒发热，饮食、二便尚可，舌边尖红，舌薄白，脉浮数。

西医诊断：上呼吸道感染。

中医诊断：感冒，证属风热犯肺。

治则治法：疏风清热，解表。

基本方名：辛平达表汤化裁。

处方：金银花6g，连翘6g，板蓝根6g，菊花4g，薄荷4g，荆芥4g，防风4g，桔梗4g，牛蒡子4g，紫苏叶4g，浙贝母4g，射干6g，沙参6g，牡丹皮4g。

4剂，水煎服，日1剂，分2次温服。嘱：注意休息，清淡饮食，坚持治疗。

复诊：服用前方后患儿诸证消失，病情痊愈。

按：患儿属风热感冒。风热病邪内犯，由口鼻而入，并未在肺，肺失宣降，肺开窍于鼻，则见喷嚏、流涕；舌边尖红，脉浮数乃风热在表之征。治当疏风清热，宣肺解表。

辛平达表汤，其中辛温药与辛凉药并用，主治风热犯表，以卫表证候为主者，周信有教授在运用本方治疗本证时根据外邪袭肺症状明显，特于其中加大辛温药的运用，助以宣肺除邪。

臌胀／虚瘀癥积证1

医案提要:胡某,女,45岁,腹胀,下肢浮肿,怕冷1个月。诊断为臌胀,证属虚瘀癥积。以温运脾阳,活血化瘀,利水渗湿为法,用消癥利水汤加减治愈。

胡某,女,45岁,2006年5月20日初诊。

主诉:腹胀,下肢浮肿,怕冷1个月。

初诊:患者肝炎病史10年,1个月前受寒患感冒痰多,痰黏,怕冷,随之出现腹胀大,下肢浮肿,少尿,饮食差,在某医院治疗效果不明显,遂来就诊。刻下症见腹胀大,下肢浮肿,痰黏,面萎黄,精神欠佳,舌暗淡,苔白,脉沉缓。

西医诊断:肝硬化腹水。

中医诊断:臌胀,证属虚瘀癥积。

治则治法:温运脾阳,活血化瘀,利水渗湿。

基本方名:消癥利水汤加减。

处方:虎杖20g,茵陈40g,板蓝根20g,白花蛇舌草20g,苦参20g,淫羊藿20g,仙茅20g,仙鹤草20g,杏仁9g,莪术20g,党参20g,炒白术20g,黄芪20g,赤芍40g,丹参20g,浙贝母9g,延胡索20g,枳实20g,鳖甲20g,猪茯苓各20g,泽泻20g,车前子20g,葶苈子20g,桂枝9g,制附片10g,砂仁9g,干姜6g。舒肝消积丸,4袋,40粒,日3次。

6剂,水煎服,日1剂,分2次温服。嘱:忌食辛辣刺激及油腻食物,注意休息。

二诊:服用前方后患者腹水、下肢水肿症状减轻,食纳尚可,有少量黏痰,精神可。为防药性过于寒凉,减茵陈、赤芍各20g。6剂。

三诊:患者服药后腹水、下肢水肿症状明显减轻,食纳尚可,精神可。效不更方,守方继进30剂。

四诊:患者服药后病情好转,临床症状基本消失。嘱患者继续服舒肝消积丸巩固疗效,坚持治疗。

按:本证属中医虚瘀癥积型臌胀。湿毒侵袭入内,阻滞气机,肝失疏泄,则见胁痛;湿邪困阻脾胃,中焦气机失调,则见腹胀;脾胃运化失职,则纳差;脾失健运,化水无力,水泛肌肤,则见水肿;正气亏虚,气血生化不足,则见疲乏;舌淡苔白腻,脉缓乃湿困之征。治当温运脾阳,活血化瘀,利水渗湿。

臌胀一病,亦属慢性肝病范围。《灵枢·水胀》云:"鼓胀何如……腹胀身皆大,大与肤胀等也,色苍黄,腹筋起,此其候也。"臌胀(鼓胀)命名,是形容腹胀如鼓,腹皮绷急,而这里腹胀又兼见"色苍黄,腹筋起"之征,这说明此腹胀的发生,非纯因气滞,还兼有血瘀、积水等综合因素形成。色苍青,腹筋起,状似蜘蛛(腹壁静脉曲张),为血瘀;腹胀如鼓,为气滞、水停所致;色黄为脾土衰败之征。此病后世亦有称之为"蛊胀"。一般多见于肝硬化、血吸虫等疾病所出现的腹水体征,是肝功能进行性恶化的结果。可以看出,此病亦表现出邪实正虚的特点。血瘀肝硬、腹水潴留,此为邪实;肝木乘脾,脾虚失运,此为正虚。故治疗此病,亦宜调肝祛瘀,补脾利水,采用攻补兼施的原则。《金匮要略》曰:"血不利则为水。"此说明肝病所致腹水,除脾虚不运的原因外,还由肝失疏泄条达,气血瘀滞,血不循经,津液外渗,水液潴留而成。因此治疗肝硬化腹水,除补脾利水外,还须通过活血祛瘀,消除血脉瘀滞,以达到利水消肿的目的。这就是《黄帝内经》所谓"去菀陈莝"的治疗原则。可见活血祛瘀法,不仅对消除肝硬血瘀有利,而且亦可起到通脉利水的作用。行气祛瘀之药如前所述,其健脾利水之品可用五皮饮、党参、白术等。

臌胀／虚瘀癥积证 2

医案提要：周某，女，56岁，腹胀，下肢浮肿10天。诊断为臌胀，证属虚瘀癥积。以清热利湿，疏肝理气，利水祛瘀为法，用消癥利水汤加减好转。

周某，女，56岁，2006年6月15日初诊。

主诉：腹胀，下肢浮肿10天。

初诊：1998年患者检查出患有乙型肝炎，一直用药治疗。患者10天前无明显诱因出现腹胀，下肢浮肿，曾在其他医院就诊，给予药物治疗（具体用药情况不详），病情无好转，遂来我处就诊。症见腹胀，下肢浮肿，按之如囊裹水，口不渴，舌质淡，舌苔白腻，脉迟弦。

西医诊断：肝硬化腹水。

中医诊断：臌胀，证属虚瘀癥积。

治则治法：清热利湿，疏肝理气消胀，利水祛瘀。

基本方名：消癥利水汤加减。

处方：虎杖20g，茵陈20g，板蓝根20g，车前子20g，葶苈子20g，苦参20g，淫羊藿20g，仙茅20g，仙鹤草20g，党参20g，炒白术9g，黄芪20g，赤芍20g，丹参20g，延胡索20g，莪术20g，枳实20g，鳖甲20g，制附片9g，猪茯苓各20g，泽泻20g，桂枝9g，三七粉（冲服）5g，生蛭粉（冲服）5g。

舒肝消积丸4袋，40粒，日3次。

10剂，水煎服，日1剂，分2次温服。嘱：忌食辛辣刺激及油腻食物，注意休息。

复诊：服用前方后腹胀、下肢水肿均减轻，病情好转。继服10剂。

三诊：患者症状明显改善，继续治疗以巩固疗效。嘱患者继续服舒肝消积丸巩固疗效，坚持治疗。

按：肝硬化失代偿期多为肝硬化晚期阶段，临床辨证分型多属脾肾阳虚型和虚瘀癥积型。虚瘀癥积主要表现脾肾阳虚,气化失司,血瘀肝硬,胁下癥积,腹水潴留,身体虚羸等。此证的特点主要表现虚实夹杂,虚瘀交错,互为因果。胁下癥积之瘀,与腹水臌胀之邪实,是与肝脏抗病能力低下,脾肾之气严重虚损不足密切相关。因此,临证治疗,根据虚实夹杂的特点,针对虚、瘀、水,随证拟定处方。

本证属虚瘀癥积型,治当清热利湿,疏肝理气消胀,利水祛瘀。方中淫羊藿、参、术、芪补益脾肾,丹参、莪术、赤芍、延胡索、生蛭粉等活血祛瘀,以达到温阳化津和祛瘀以利水之目的,有消癌散结、回缩肝脾肿大之功效;猪苓、茯苓、泽泻、车前子、葶苈子、薏苡仁等理气利水,以消除臌胀腹水;虎杖、茵陈、白花蛇舌草、半枝莲、苦参、仙茅、仙鹤草以条达肝气,清利湿毒;鳖甲以软坚消散,枳实、砂仁理气健脾除湿;桂枝、制附片温阳利水;五味子以补益肝肾。全方用药标本兼顾,有机结合,共奏消癥利水之功效;另以舒肝消积丸合服,增强汤剂之扶正祛瘀之效。

臌胀／虚瘀癥积证 3

医案提要：许某，男，48岁，腹胀、腹痛半年。诊断为臌胀，证属虚瘀癥积。以清热利湿，疏肝理气，利水祛瘀为法，用消癥利水汤加减好转。

许某，男，48岁，2006年9月12日初诊。

主诉：腹胀、腹痛半年。

初诊：患者乙肝、肝硬化病史10年，半年前出现腹胀、腹痛，曾在其他多家医院就诊，给予药物治疗，具体用药情况不详，病情无好转，遂来我处就诊。症见腹胀，右胁及后背胀痛，并乏力，无食欲，舌淡苔黄腻，脉迟弦。

西医诊断：肝硬化腹水。

中医诊断：臌胀，证属虚瘀癥积。

治则治法：清热利湿，疏肝理气，利水祛瘀。

基本方名：消癥利水汤加减。

虎杖20g，茵陈20g，白花蛇舌草20g，半枝莲20g，薏苡仁20g，车前子20g，葶苈子20g，苦参20g，淫羊藿20g，仙茅20g，仙鹤草20g，党参20g，炒白术9g，黄芪20g，赤芍20g，丹参20g，延胡索20g，莪术20g，枳实20g，鳖甲20g，砂仁9g，猪茯苓各20g，泽泻20g，桂枝9g，制附片7g，生蛭粉（分冲）5g。

6剂，水煎服，日1剂，分2次温服。

嘱：清淡饮食，忌食辛辣刺激的食物。

二诊：服用上方后患者诸症状均有所缓解，腹胀、胁痛减轻，食欲可，效不更方，继进10剂。

三诊：患者服药后病情好转，腹水基本消退，胁痛仍在，但较前减轻。嘱患者服舒肝消积丸巩固疗效，坚持治疗。

按：肝硬化腹水的形成，表现"虚，瘀"交错的病理特点。一由脾肾阳虚，水不化津，而致水液潴留，此因虚；一由气血瘀滞，血不循经，津液外渗，"血不利则为水",而至腹腔积液,此因瘀。故方中重用补益脾肾之淫羊藿、参、术、芪和活血祛瘀之丹参、莪术、赤芍、延胡索、生蛭粉等,以达到温阳化津和祛瘀以利水之目的;同时,活血散瘀之品亦能改善肝微循环和解除循环障碍,而有消癌散结、回缩肝脾肿大之功效。在此基础上,再用理气利水之猪苓、茯苓、泽泻、车前子、葶苈子、薏苡仁等,更有利于消除臌胀腹水。方中更用虎杖、茵陈、白花蛇舌草、半枝莲、苦参、仙茅、仙鹤草以条达肝气,清利湿毒;鳖甲以软坚消散;枳实、砂仁理气健脾除湿,桂枝、制附片温阳利水;五味子以补益肝肾,酸收降酶。如此标本兼顾,各种药效有机结合,共奏消癥利水,恢复肝脏功能之功效。

胃痛/气虚血瘀证

医案提要：杜某，男，42 岁，胃脘部胀痛 2 年余，加重半月。诊断为胃痛，证属气虚血瘀。以益气和胃，活血祛瘀为法，用益胃平萎汤加减治愈。

杜某，男，42 岁，2006 年 5 月 25 日初诊。

主诉：胃脘部胀痛 2 年余，加重半月。

初诊：患者于 2004 年 1 月由于酗酒引发胃脘部疼痛，未予重视，2005 年当地中医院胃镜示：萎缩性胃炎；胆汁反流。最近半月自觉症状加重。刻下症见胃脘部胀满疼痛，纳差，头晕，睡眠差，大便稀，舌淡红，苔白厚，脉细。

西医诊断：萎缩性胃炎，胆汁反流。

中医诊断：胃痛，证属气虚血瘀。

治则治法：益气和胃，活血祛瘀。

基本方名：益胃平萎汤加减。

处方：党参 20g，炒白术 9g，香附 9g，半夏 20g，枳实 20g，厚朴 20g，焦三仙各 9g，砂仁 9g，干姜 6g，制附片 9g，延胡索 20g，川楝子 20g，黄连 9g，黄芪 20g，莪术 20g，甘草 6g，三七粉（冲服）5g。

10 剂，水煎服，日 1 剂，分 2 次温服。嘱：忌食辛辣刺激及油腻食物，注意休息。

二诊：服用前方后胃胀减轻，饭后疼痛减轻。提示初诊辨证正确。患者舌苔白厚，前方加白芷 20g、茵陈 20g 以健脾祛湿。10 剂。

三诊：患者服药后病情好转，临床症状基本消失。嘱患者饮食清淡，忌食辛辣，坚持治疗。

按：患者病属胃痛，由气虚血瘀所致。气滞血瘀，阻滞经络，气血不通，则见胃痛、胃胀；脾胃运化失职，则疲乏，纳差；舌暗苔白腻为阳气亏虚之征。

脾胃疾病治疗中，辨证求因，审因论治的同时，当注意苦寒之药往往碍脾伤胃，用之当慎；必用之时，当以他药顾护胃气，防止苦寒败胃。

周信有医论选录

病机十九条临证辨析

概说

病机十九条是《黄帝内经》中论述病机理论的核心内容。它是古人在长期的医疗实践中,把错综复杂的临床症状,经过高度概括,运用审证求因,探求病机的方法,总结归纳出来的。是把各种疾病发生的一般机理,概括归纳为十九条,作为临证中寻求病机的理论准则。其内容言简意赅,旨深理奥,颇切实际,临床指导意义甚大。

历代医家对病机十九条的理论都是推崇备至,有的进行专门研究,曾有著作问世,如刘完素所著的《素问玄机原病式》即是,近代医家亦有不少专著刊行。可见病机十九条对后世影响之深,实有深加研究的必要。

病机十九条就其内容来讲,可归纳为五脏病机(包括上下)与六气病机两个方面。五脏病机共七条,即心、肝、脾、肺、肾、上、下;六气病机共十二条,内中属火的五条,属热的四条,风、寒、湿各有一条。关于燥的病机没有记入。一般地讲,五脏病机主要是就其病位而言,六气病机主要是就其病性而言。然病位与病性是不可分割的两个方面,言病位则离不开病性,言病性则又离不开病位。所以,五脏病机总的来讲,不外是六气之化,而六气的变化又是脏腑阴阳盛衰失调所出现的病理反应。此即《素问·至真要大论》所谓:"夫百病之生也,皆生于风寒暑湿燥火,以之化之变也。"又谓:"审察病机,无失气宜。""气宜",即指六气变化之机宜。这反映了中医学病机学说的理论实质。

病机十九条系《素问·至真要大论》的一段经文,兹举其原文,逐条加以讨论。

原文:"帝曰:愿闻病机何如? 岐伯曰:诸风掉眩,皆属于肝;诸寒收引,皆属于肾;诸气膹郁,皆属于肺;诸湿肿满,皆属于脾;诸热瞀瘛,皆属于火;

诸痛痒疮,皆属于心;诸厥固泄,皆属于下;诸痿喘呕,皆属于上;诸禁鼓栗,如丧神守,皆属于火;诸痉项强,皆属于湿;诸逆冲上,皆属于火;诸胀腹大,皆属于热;诸躁狂越,皆属于火;诸暴强直,皆属于风;诸病有声,鼓之如鼓,皆属于热;诸病胕肿,疼酸惊骇,皆属于火;诸转反戾,水液浑浊,皆属于热;诸病水液,澄澈清冷,皆属于寒;诸呕吐酸,暴注下迫,皆属于热。"

归类分析

一、五脏病机(包括上下)

(一)诸风掉眩,皆属于肝

提示:说明肝病化风的病机。

词解:掉眩:掉,刘河间:"掉,摇也",即摇动的意思。指肢体振颤与拘挛抽搐而言。眩,刘河间:"昏乱旋转。"指头目眩晕,昏仆之类。

译文:凡是由于风病引起的身体振颤、抽搐、头目眩晕昏仆的症状,都属于肝病范围。

病机辨析:本文所言掉眩,是指证而言,肝风是言其病机。说明审查病机,主要是通过症状分析,即审证求因,探求病机。这是中医病机学说的理论特点。所以每一条病机,都是首先罗列主要症状,通过症状,分析病机。明确了病因、病机,便是掌握了疾病的本质,就可据以定出正确的治疗措施。

肝病化风,是肝病的主要病机。同样,肾病化寒,脾病化湿,心病化火,肝病化燥,亦是肾、脾、心、肺的主要病机。风、寒、湿、燥、火皆六气,说明五脏病机,不外六气之化。此即张志聪注云:"盖天有六淫之邪,而吾身有六气之化也。"按风分类,有内风、外风之分,本文所言之风,系指内风而言。即此风不由外来,系自内生,是在疾病过程中所出现的病理反应,故称内风。诸家对此文的注释与体会各有不同,但大多认为是内风一类。

风是在天的六气之一,肝病所以会化风,这是根据天人相应的观念,运用系统归类的方法总结出来的,其他如肾病化寒、脾病化湿,心病化火,肺病化燥等也是如此。这种方法是从观察自然所发现的运动规律推及人体,从而认识人体的生命运动规律。经过这种观察分析,认为肝与风两者的性能相近,是内外相应的,皆具有事物的生发、温煦、振动的性能和特征。此即《素问·五运行大论》所谓："在天为风，在地为木……在气为柔，在脏为肝，其性为暄，其德为和，其用为动……其变摧拉。"其中"暄""柔""和""动"是言两者的正常性能，"摧拉"是言其反常性能。如风是春天的主气，而内应于肝，故春天风和日暖，气候温煦，阳气升动，万物生发，草木滋生，欣欣向荣。而肝的生理特性，亦是温柔和顺，条达疏泄，主升主动。然其升是微升，其动是微动，其温是微温，此犹如春风之温煦和畅，内外相应，故称肝为阴中之少阳。肝在人体，只有维持温柔和畅，条达疏泄之少阳特性，才能斡旋敷布一身之阴阳气血，阳舒阴布，气血和调，意志顺遂，胸襟开朗。肝与风的这种性能及特征，《尚书·洪范》以"木曰曲直"比喻。"曲直"两字，含有刚柔相济之义。如木之干挺直，若松柏之挺拔；木之枝屈曲，犹杨柳之垂柔；这提示木有曲直刚柔的双重性。只有柔中有刚，曲中有直，才能鼓舞启动，舒发阳气，鼓运生气。这是自然界之风与人体肝脏的正常性能和特征。

如果肝与风一反其少阳之特性，就要引起"摧拉"的反常现象。如自然界的风邪太过，其力就可由"柔""和"而变得急暴，引起"摧屋拉树"之恶果。人体肝阳、肝气太过，就好像反常之风邪，其力亦变得急暴、亢奋，有上逆、下迫、横逆、郁结之特性，如此就要引起肢体动摇不定，出现拘挛抽搐、眩晕昏仆的症状。说明自然界风邪太过和人体的肝阳、肝气太过所引起的反常现象，是内外相应的。所以，通常把肝阳、肝气太过引起的"掉眩"证候，称为肝风内动或内风妄动。这也就是《素问·阴阳应象大论》所谓的"风胜则动"。

肝病化风的病机，在临床上必须结合肝的阴阳气血进行分析。肝病化风，总的来讲，是由于肝的阴阳气血盛衰失调所致。肝的生理作用，有主藏血，在体合筋，开窍于目的作用，而拘挛抽搐、眩晕昏仆，就是筋脉与目的作用失调所致。其作用失调，主要是肝的阴阳气血盛衰失调的结果。从肝的阴阳属性来讲，肝为风木之脏，其脏介于水火之间，阴脏与阳脏之间，故称肝为阴尽阳生之脏，为阴中之少阴，体阴而用阳。肝主藏血，血为阴，是肝以阴为体，亦即以血为体；肝主疏泄，而疏泄是肝气的作用，气为阳，是肝以阳为用，亦即以气为用。在正常情况下，肝的阴阳气血必须顺遂和调，肝阴、肝血充足滋润，阴能济阳，血能滋肝，肝气才能和而不逆，肝阳才能温而不旺，而遂其少阳之特性，行其条达疏泄之动。如果肝之阴阳气血偏颇失调，肝阳、肝气太过,肝阴、肝血不足,阴不制阳,血不荣筋,阳亢气逆,风阳扰动,便可导致肝"在体合筋,开窍于目"的作用失调,而引起"掉眩"的病证,一般称为肝风内动或内风妄动。可见,肝风发生的机制,是与肝阴、肝阳、肝气、肝血的偏颇失调分不开的。

肝风内动所表现的病证,不外虚实两端,即实风与虚风两种类型。

1. 实风 实风的发生,总的来讲,是以实为主要矛盾。肝为风木之脏,内寄相火,职司疏泄。实风发生的机制,是由肝阳偏亢,肝气疏泄太过,以致阴不制阳,风阳扰动,阳动风生。在临床上,实风一般又可分为两种证型。

(1)外感热炽、热盛动风:此为外感温热疫疠之邪,而致肝经炽热,燥热太过,风火相煽,肝阴暗耗,阴不制阳,阳动风生。由于风阳扰动,筋脉被灼,引起拘挛抽搐、颈项强直、牙关紧闭,甚至角弓反张等证,风火上扰,热闭心窍,而致神志昏愦。此为热盛动风,风热兼化,热为本,风为标,故应针对邪热炽盛,投以苦寒清泄之品,以清泄心肝之火,如大青叶、龙胆草、黄芩、黄连之类;若系阳明热盛,则以白虎汤加减施治。再酌情辅以镇肝息风之品,如僵蚕、天麻、全蝎、钩藤等。方剂可选用羚角钩藤汤酌加寒润清泄之品,以针对热邪施治。

(2)肝失条达、风阳扰动:此为情志失调,郁怒伤肝,肝失条达,血随气逆,气血上壅,瘀阻清窍,或气升痰壅,蒙蔽清窍,而致眩晕昏仆,或喉有痰声。逆者降之,郁者开之,故治宜疏肝解郁、平肝降逆,镇肝息风。方用镇肝熄风汤(多用治中风昏厥),或以逍遥散、四逆散、柴胡疏肝散等方加减施治(多用治气厥、痰厥等)。

2. 虚风 虚风的发生,总的来讲,是以虚为主要矛盾。肾阴亏损,肝血不足,阴不涵阳,血不荣筋,阴虚阳亢,阳动风生。在临床上,虚风一般可分为三种证型。

(1)邪热久羁、阴虚风动:此多见于温热病的后期阶段,由于邪热久羁,肾阴被灼,以致水不涵木,筋失所滋。阴不制阳,虚阳独亢,阳动风生,因肝肾阴虚是其主要矛盾,故其证候主要表现肾阴亏涸的特点,如身体虚羸,神昏体疲,身无大热,口燥咽干,甚则唇焦齿槁,舌质干绛,伴随出现手足蠕动,肢体拘急,口噤项强等。因此,证是虚为本,盛为标,故治宜滋水涵木,育阴潜阳,柔肝息风。

(2)阴虚阳泛、风阳上扰:是由肾阴亏损,水不涵木,阴不敛阳,虚阳上泛,风阳上扰,而致头目眩晕,甚则晕倒,症见口干舌燥,五心烦热,面目红晕,腰膝酸软等。其证候主要表现下虚上实,阴虚阳亢的特点。治宜滋水涵木,育阴潜阳。方用六味地黄丸之属。

（3）血虚生风、肢体振颤:是由肝肾素虚、肝血亏损,血不荣筋,而致肢体震颤,不能自主,此谓血虚生风。治风先治血,血行风自灭。故治宜调补肝肾、养血通络。宜四物加鸡血藤、丹参、地龙、桑枝、续断、杜仲等。

由此可见,一般在临床上所出现的"掉眩"病证,包括拘挛抽搐、眩晕莫定、肢体震颤等,皆属肝病化风的病理范围。在治疗上,多从治肝入手,如清肝、泄肝、镇肝、柔肝、补肝之类。故谓"诸风掉眩,皆属于肝"。

（二）诸寒收引,皆属于肾

提示:说明肾病化寒的病机。

词解:收引:王冰:"收,敛也;引,急也。"指阳虚阴盛引起的筋脉拘急、肢体卷缩。

译文:凡是由于阴寒过盛引起的筋脉拘急,肢体蜷缩的症状,都属于肾病范围。

病机辨析:肾病化寒,是指内寒而言。是由于肾阳不足,阳不制阴,而致阴寒气盛。其收引之证,是由肾病化寒,阳虚阴盛,肢体脏腑失于温煦所致之肢体卷缩的证候表现。即是伤寒少阴病所表现的四肢厥冷,恶寒蜷缩。

寒是在天的六气之一,肾病之所以会化寒,还是根据天人相应的观念,运用系统归类的方法总结出来的。此即《素问·五运行大论》所谓"其在天为寒,在地为水……在气为坚,在藏为肾,其性为凛,其德为寒,其用为藏……其变凝冽",说明肾与外界寒水之气是内外相应的,皆具有闭藏、寒冷、润下的性能和特征。如冬天气候寒冷,阴升阳降,阳气闭藏,自然界生物亦呈现出闭藏的状态。而肾在人体为寒水之脏,封藏之本,内寓元阴、元阳,其性都是相近的。故肾的病变,亦每多从寒化。

肾病化寒的病机,亦须结合肾的阴阳水火进行分析。从肾的生理功能来讲,一般称肾为坎水之脏,坎中满(☵),表示外阴内阳,外虚内实的特征。故肾为水脏,内藏真火（元阳）。因火在水中、水火互交、阴阳既济,故能蒸水化气,而产生出热量与能量。《难经·八难》称之为"生气之原"。通俗地讲,亦即人体热能的本源。凡五脏六腑,四肢百骸,皆需依赖此火所产生的热量与能量的温养和推动,才能维持生命活动。因此,肾阳亏损,命火不足,不能温煦和推动肢体脏腑进行正常的功能活动,就要导致机体生理功能衰退,体温下降,阳虚阴盛,出现虚寒的病证。此即所谓"寒从中生"或"寒从下生"。因为这是由于肾阳虚,阳不制阴,而致阴寒气盛,是由虚而盛,所以阳虚是本,阴盛是标。这是肾病化寒的主要病机。

肾病化寒何以会引起"收引"的病理变化和证候表现? 这与寒邪的性质分不开。因为寒为阴邪,阴主凝敛,肾阳衰微,不能温煦于脏腑经络,就会导致经脉拘急牵引,营卫气血凝滞不利,这样就会引起筋脉拘急、肢体蜷缩的证候表现。此即《素问·痹论》所谓:"逢寒则急,逢热则纵。"另外,亦可看出,阳虚阴盛,身寒肢冷,所表现的肢体蜷缩,实际是一种畏寒的表现。是机体出于自卫的本能,通过肢体蜷缩以减少热量的耗散,所产生的病理反应。

必须指出,感受外寒亦可导致脉络挛缩,气血瘀滞,相应引起肢节拘急疼痛的病证,此多见于痹证,而与肾病无关。故本文所言,是指肾病化寒、阳虚阴盛所致之肢体蜷缩,这是应当区别的。

临床上,此证多见于久病危重的少阴证。一般证见身寒肢冷,手足厥逆,恶寒卷卧,下利清谷,气息微弱,面色苍白,冷汗淋漓,甚则神志陷于昏迷。病属阳虚阴盛,阳气虚脱,病情危重。如《伤寒论》曰:"少阴病,恶寒、身蜷而利、手足逆冷者,不治。"又曰:"少阴病,四逆、恶寒而身蜷,脉不至,不烦而躁者死。"治疗宜温阳散寒,回阳救逆,方用四逆汤之类。

(三)诸气膹郁,皆属于肺

提示:说明肺气不利的病机。

词解:膹,音愤。张景岳;"膹,喘急也;郁,痞闷也。"指呼吸喘急,胸部痞闷。

译文:凡是由于气病引起的呼吸喘急,胸部痞闷之证,都属于肺病范围。

病机辨析:前面所言,五脏病机不外是六气之化。而本条所言肺的病机,未从六气之燥言,而意从气言,说明肺的病机多表现肺气不利,这更具有实践意义。肺的病机何以多表现肺气不利? 是因肺司呼吸,而主一身之气。如《素问·六节藏象论》谓"肺者气之本",《素问·调经论》谓"肺藏气",后世医家谓"肺者气之市,肺气降则诸气皆降",可见,肺气以降为顺。所以,肺的病变,在临床上主要表现为肺气不利而引起肺气上逆与郁滞的病理反应。肺气上逆,则呼吸喘急;肺气郁滞,则胸部痞闷。不论喘急与痞闷,均是肺失肃降所致,所以在治疗上,均应以降肺利气为主。肺气降则诸气皆降。故凡降肺之药皆利气,而利气之药皆降肺,就是这个道理。

在临床上,肺气不利所表现的病证,不外虚实两端。肺气实引起的喘急、痞闷,其病机为肺气有余、气滞痰壅、肺失肃降。其症状特点,表现为痰涎壅盛,呼吸粗迫;其鉴别要点为咳声有力、病程短。肺气虚引起的喘急,痞闷,其病机为肺气不足,肃降无力,肾失摄纳。其症状特点,表现呼吸气短,气息不续,咳声低微,病程长,是其鉴别要点。故凡属肺病,不论肺虚、肺实,均可导致肺气不利而出现喘急,痞闷的症状。

在治疗上,总的来讲,不能离开虚者补之,实者泻之的治疗原则。但须知道,肺的病变不论肺虚、肺实,均应考虑肺气不利这一病理特点。因此,凡属肺的病变,治疗上均应考虑降肺利气的治疗原则,这是不容忽视的。所以,肺实所致的咳喘、痞闷,当以降肺利气,开泄气机为主;即属肺虚所致的咳喘、痞闷,亦应在补肺的基础上,佐以利肺调气之品。只有补中有利,补利兼施,才有利于肺气的通调和降,消除咳喘、痞闷的症状。所以在临床上,肺虚的病症,很少纯虚,多表现虚实夹杂或虚中夹实。比如肺阳虚所致的咳喘,肺阳虚是本,而肺阳虚所致之寒饮不化、痰浊阻滞的邪实是其标,属本虚标实,虚实夹杂之证。因此在治疗上,既要考虑补肺益气温阳以治其本,又要考虑佐以蠲饮化痰利肺之品以治其标,这样标本兼治,补利兼施,才能增强治疗效果。这既有利于缓解病情,消除咳喘症状,收到短期效果;而又有利于扶正培本,恢复肺阳,巩固长期疗效。

(四)诸湿肿满,皆属于脾

提示:说明脾病化湿的病机。

词解:肿满,唐容川云"肿在皮肤四肢,满在腹内胀塞。"

译文:凡是由于湿病引起的浮肿胀满之证,都属于脾病范围。

病机辨析:脾病化湿,还是对于内湿而言,是由于脾虚不运,以致水湿之气不能正常地输布和排泄,湿由内生,而致浮肿和胀满。

湿是在天的六气之一,脾病何以会化湿,还是根据天人相应的观念,运用系统归类的方法总结出来的。此即《素问·五运行大论》所谓:"其在天为湿,在地为土……在脏为脾。其性静兼,其德为濡,其用为化……其变动注。"说明脾与外界土湿之气是内外相应的,皆具有事物的沉静、濡润、化育的性能和特征。土壤湿润泽物,则万物化育生长;而长夏属土,湿气当令,热蒸湿动,濡润泽物,万物化育。联系到人体,脾与土相配,而应于长夏。故脾为阴中之至阴,其性沉静,具坤静之体,而有乾运之功;故主输布津液,运化精微,为后天之本,气血生化之源。尤其土以湿为用,而脾有运化水湿之功,主管人体的水液代谢。所以,自然界土湿太过可引起水涝成灾之危害。而脾运化水湿的功能失调,就可引起湿病。

脾运化水湿的功能失调何以会引起浮肿与腹部胀满?下面结合临床分析浮肿与胀满发生的病机。

浮肿:浮肿的发生,是脾运化水湿的功能失调所致。而脾运化水湿的作用,主要是依靠脾阳来实现的。脾阳升运,水精四布。叶天士谓:"太阴湿土,得阳始运。"因此,在临床上,凡由脾病引起的浮肿,多由久病脾虚,脾阳受损,脾虚不运,运化水湿的功能失调,以致水湿之气不能正常地输布,潴留于体内,泛溢于四肢肌肤,而成浮肿。这是脾病引起浮肿的机制。脾病浮肿,主要根据其症状表现的特点,审证求因。其症状特点,除浮肿外,证兼脾虚之象,如食少纳呆,腹胀便溏,消瘦疲乏,气血不足等。脾病浮肿的治疗原则,以补脾利湿为主,如参、术、苓、芪之类。可以看出,仲景治疗浮肿之证,多是从脾论治。如常用的五苓散,是治疗各种水肿的主方,方中即以白术、茯苓补脾利湿。其他如治疗风水、皮水所用之防己黄芪汤、防己茯苓汤,内中有黄芪、白术、茯苓、甘草、姜、枣之类,均是从脾论治,治以健脾益气利水消肿。还有治疗风邪在表,湿热内蕴的风水证,所用之越婢加术汤,亦是在疏风清热的基础上,加上一味补脾燥湿的白术。可见,仲景认为浮肿的发生,以脾病为多见,故其治疗亦重视治脾。另外,从上述经方可以看出,仲景治疗浮肿,除补脾利湿外,皆佐以疏风开腠之品,如防己、桂枝、麻黄等。此因浮肿系水邪泛溢于皮下,通过疏风开腠理以宣散水湿,此因势利导也。除此之外,再佐以渗利小便之品,即《黄帝内经》所谓"开鬼门,洁净府"。这就是脾运化水湿的功能失调引起浮肿的病机和治疗原则。

腹部胀满:胀满属消化系统的疾患,其发生也是由于脾运化水湿的功能失调所致。即脾阳受损,脾不化湿,湿滞中焦,又复困遏脾胃,以致脾胃气机升降失调,气机阻滞,而成脘腹胀满之证。其症状特点,除腹部胀满之外,尚表现消化系统的其他症状,如脘痞泛恶、肠鸣泄泻等。其发生的原因,一可由于饮食不节,恣食生冷肥甘,挫伤脾阳,以致脾阳不运,湿滞不化,气机阻滞,而致腹胀。此属内湿范畴。一可由于外湿内侵,如湿盛季节感受外界雾露水湿之邪,或恣食生冷瓜果等,困遏脾阳,脾阳不运,相继又产生内湿,湿滞中焦,气机阻滞,脾胃气机升降失调,而致腹胀。此属内外合邪。所以,不论湿由内生,或内外合邪,皆由脾阳受损,湿滞不化,气机阻滞所致。故其治皆以补脾利湿为主,更佐以理气化浊之品。补脾利湿以参、术、苓、草为主。理气化浊,用辛开、苦降、温化之品。因湿为有形之邪,重浊黏腻,胶滞难化,非辛香温化之品,不足以宣散透发,温化湿浊,如藿香、砂仁、半夏、菖蒲之类。又因湿邪阻滞,气机失调,非苦温燥泄之品,不足降胃和气,消胀燥湿,如苍术、厚朴之类。除此之外,再佐以淡渗利湿之品,如滑石、薏苡仁、竹叶等。此即所谓湿非辛不开,非苦不降,非温不化,非淡不渗。常用的方剂如三仁汤、胃苓汤等。这是脾病湿滞所致腹胀的发病机制和治疗原则。

于此可见,临床上所出现的周身浮肿、腹部胀满之证,大多是由于脾虚不运,水湿不化引起,故云"诸湿肿满,皆属于脾"。

(五)诸痛痒疮,皆属于心

提示:说明心病化火,引起疮疡的病机。

译文:凡是有疼痛、瘙痒感觉的疮疡之证,都属于心病范围。

病机辨析:本文所言有痛痒感觉的疮疡之证,是偏重于属火一类的阳性疮疡而言。张景岳谓:"热甚则疮痛,热微则疮痒。"阳性疮疡为什么属于心呢? 因阳性疮疡的发生,是由火热、火毒郁于经脉营血之中,腐血坏肉所致。而心在五行属火,主血脉。心病多从火化。在临床上,阳性疮疡多表现心火盛、血分有热的特点。所以,这里所言之心,非指实质心脏,而是概括火与血脉的含义在内。故治疗阳性疮疡,亦用清心泻火、清热解毒,凉血通脉消痛之剂。可见,本文所言心的病机,还是指心病化火,仍是从六气之化。不过本文所言心病化火引起的病证,仅言及外科疮疡,这主要是为了避免与火的病机重复。因为火的病机有五条,所表现的病证是比较广泛的。火是就其病性而言,然联系其病位又大多与心有关。所以,要领会心病化火的病机,还应该联系火的五条病机,全面分析,方能领会深刻。

(六)诸痿喘呕,皆属于上

提示:说明上焦肺的功能失调引起痿、喘、呕等证的病机。

词解:痿指肢体痿软,多见于下肢,亦称足痿。

译文:凡是患痿证、喘逆、呕吐等病证,都是属于上焦肺病范围。

病机辨析:痿病多见于下肢,而却由上焦肺的功能失调引起,这包含有"上病及下"的含义。

上焦肺的功能失调何以会引起痿病? 此因痿病的发生,与筋骨肌肉失去运动的作用有关;而筋骨肌肉的运动作用,需依靠营卫津液的滋养。肺主宣化,有行营卫,散津液,以滋养灌溉脏腑肢体、筋骨肌肉的作用。此即《灵枢·决气》所谓:"上焦开发,宣五谷味,熏肤、充身、泽毛、若雾露之溉,是谓气。"筋骨肌肉得养,肢体关节才能运动自如。所以称肺为五脏之华盖,又比喻为乾金,外应于天,犹天居上而降雨露,以滋万物;肺居上而布散水谷津液,以滋润脏腑肢体,其理一也。如果天气燥热干旱,不降雨露,则万物就失于润泽而枯槁害物;在临床上,如果肺热灼津,不能输布水谷津液以滋润皮肉筋骨,常致发生痿病。此即《素问·痿论》所谓:"五藏因肺热叶焦,发为痿躄,此之谓也。"

然胃为水谷气血之海,营卫津液虽布化于肺,却来源于胃。若只有肺热灼津,而胃津不亏,胃中所化的水谷津液尚能滋润于宗筋,束骨而利关节,亦不致病痿。所以《素问·痿论》亦有治痿独取阳明之说。如:"《论》言治痿者独取阳明何也? 岐伯曰:阳明者,五脏六腑之海,主润宗筋,宗筋主束骨而利机关也。"所以,痿病的形成,必因肺热灼津,而兼胃燥津亏,不能滋润肌肉筋骨,方能成痿。所以《医宗金鉴》说:"互实皆因肺热生,阳明无病不能成。"因肺胃燥热津亏所致痿病,多见于外邪感染引起,常见于脊髓前角灰白质炎或感染性多发性神经炎,病属初发阶段,其证候特点,有热盛伤阴的表现,如烦热口渴等,亦常伴有呼吸气促,咳痰困难的症状。此病的发生,上中焦肺胃燥热津亏是其病本,含有上病及下之义,因此治疗亦以治上为本。予清热润燥,滋肺益胃,佐以益气通络。方用益胃汤(沙参、麦冬、冰糖、细生地、玉竹)加黄芪、当归、忍冬藤、丝瓜络、白薇、石斛等。

实际在临床中,痿病的发生,亦多关系肝肾两脏,为肝肾的功能失调引起。肝肾居于下焦,肾主藏精,生髓主骨,为作强之官;肝主藏血,淫气于筋,为罢极之本。肝肾亏损,精血不足,不能充养于筋骨,就可病痿。其证候多表现病久体虚、正气亏损的特点。如果系外邪感染引起,其病情亦是转入慢性期,而以肝肾亏损、病久体虚为特征。肝肾居于下焦,下病治下,在治疗上就应以调补肝肾、强筋壮骨为主。方用虎潜丸之类。故不可泥于本文所言之"上"。

喘呕何以属于上热？肺主气,气以肃降为顺,肺气逆而不降,则为呼吸喘急。呕虽属胃,然肺为气之市,胃气既逆,则肺气亦必逆而不降。故降胃利气止呕之品,亦多有降肺利气止咳之功,如陈皮、半夏、竹茹等即是。何谓呕逆之证,病在胃口,胃口之上谓之上焦,故谓喘呕属上。当然喘呕并不是都属于上,如肾不纳气的喘息,又当以治下为主。

（七）诸厥固泄,皆属于下

提示:说明下焦肾的功能失调引起厥、固、泄等证的病机。

词解:厥固泄,厥,指昏厥和手足厥证;固,指二便不通;泄,指二便不固。

译文:凡是患厥逆,二便不通,二便不固等证,都是属于下焦肾病范围。

病机辨析:厥、固、泄之证,何以属于下焦肾病范围？张景岳谓:"盖肾居五脏之下,为水火阴阳之宅,开窍于二阴,故诸厥固泄皆属于下。"是因厥固泄之发生,皆由于阴阳之气盛衰失调引起。而肾为阴阳水火之宅,故谓皆属于下。兹分别叙述如下:

厥:张景岳谓:"厥,逆也。"厥证包括昏厥和手足厥逆。其发生总的机制,是由于阴阳失调,气血逆乱所致。肾为阴阳水火之宅,而居下焦。厥证的症状虽表现于头部和四肢,而其发病根源却在下焦,这包含有下病及上的原理。

1. 昏厥　即眩晕昏仆,不省人事。其发病机理多为阴阳之气衰于下,失于纳摄,以致厥气逆上,下虚上实,而致昏厥。阴虚于下,阴不敛阳,则阳实于上;阳虚于下,阳不敛阴,则阴实于上。而临床所常见者,多为肾阴虚于下,阴不制阳,肝阳暴涨,阳亢气逆,气血上壅,瘀阻清窍,或气升痰壅,清窍被蒙,而致昏厥。此证下虚为本,上实为标。《素问·五常政大论》谓:"病在上,取之下。"故一般治疗宜七分下取,以治其本,三分上取,兼顾其标。治以育阴潜阳,潜镇降逆,可用镇肝熄风汤加减施治。方中生龟甲、生龙骨、生牡蛎,有潜镇之功,玄参、天门冬滋补肾阴,此即治本之品。怀牛膝、生赭石平肝降逆,白芍、茵陈、麦芽、川楝子等清肝、疏肝、和中、解郁,此即治标之品。故此方实为标本兼顾的方剂。

2. 手足厥逆　包括寒厥与热厥。亦是阴阳之气衰于下,盛衰失调,不相顺接,而致手足厥逆。《素问·厥论》谓:"阳气衰于下,则为寒厥,阴气衰于下,则为热厥。"因肾阳衰于下,阳虚阴盛,不温于四肢,故致四肢厥冷,而为寒厥。肾阴衰于下,阴虚生内热,故致手足心热,而为热厥。其原皆在于下。由此更可看出,在临床上,鉴别手足寒温,是辨别阴虚、阳虚的重要诊断方法。故《素问·阳明脉解》谓:"四肢者,诸阳之本也。"《素问·逆调论》谓:"四肢者,阳也。"即此之谓。在治疗上,肾阳虚于下者,益火之源,以消阴翳;肾阴虚于下者,壮水之主,以制阳光。其治皆从于下。

二便固泄:《素问·金匮真言论》谓:"北方色黑,入通于肾,开窍于二阴。"故二便固或泄的病证,多由肾虚引起。

固:指二便不通,如便秘、癃闭等。不论肾阴虚或肾阳虚均可引起。

1. 肾阴虚　总由肾阴虚损,津液干涸、可致大小便不利。

(1)阴虚便秘:肾阴虚损,肠津不足,失于滋润,而致大便干结。常见于老年习惯性便秘,而属于阴虚型,治宜滋肾润肠,以苁蓉润肠丸论治。亦见于温热病过程中,热盛灼阴,肾阴亏损,津枯肠燥,燥屎不行,大便干结。此为阴津亏损而致燥屎内结,与阳明腑实证所致痞、满、燥、实、坚之大便不通有别。治宜滋肾润燥与通便泄热合用,称增水行舟法,方用增液承气汤。

(2)阴虚癃闭:肾阴虚损,无以滋润行水,膀胱气化不利,而致小便癃闭不利。癃,指小便短赤涩频,淋沥不畅,系由肾阴不足,无以滋润于膀胱,膀胱蓄热,热迫下注,而致小便短赤涩频,淋沥不畅。此多见于慢性泌尿系感染,治以育阴利水,佐以利水通淋之品,方用六味地黄丸加石韦、竹叶、瞿麦、灯心草等。闭,指尿少,尿闭。系由肾阴不足,无以滋润行水,膀胱气化不利,而致尿少,尿闭。此多见于慢性肾炎之小便短少不利,症兼口燥咽干,五心烦热,颜面红晕等阴虚之象。治宜育阴利水,方用六味地黄丸或猪苓汤加减施治。李东垣治王姓小便癃闭一案,用滋肾丸(黄柏、知母、肉桂)而愈,即是例证。

2. 肾阳虚　由肾阳虚损,气化失司,二便排泄无权,而致大小便不利。

(1)阳虚便秘:多见于久病或老年习惯性便秘而属于阳虚型。是由命门火衰,大肠虚寒,传导无力,而致寒结便秘。其特点是大便不干或稀,但大便排出困难。治宜温阳通便,方用半硫丸。

(2)阳虚尿闭:多见于久病之后,肾阳虚损,命门火衰,无以气化使出,而致尿闭,小便不通。在临床上,一见于膀胱气化失司,排尿无力引起的尿潴留;一见于肾的气化功能衰竭,排泄无权,引起的无尿、少尿。此多见于久病肾虚所致的危重病证,治宜温补肾阳,以肾气丸加减施治。

泄:指二便遗泄,如便泄、尿频、遗溺等。不论肾阴虚或肾阳虚均可引起。

1. 肾阳虚　肾主气化,开窍于二阴,司二便启闭。肾阳虚,命门火衰,固摄失职,可致二便遗泄。

（1）阳虚泄泻:肾阳不足,火不生土,脾肾虚寒,肾虚不摄,脾虚不运,可致飧泄,五更泄,下利清谷,甚则大便失禁等症。在临床上,多见于久治不愈的慢性泄泻,或病情危重引起的大便失禁。治宜温肾健脾涩肠止泄,用四神丸加减施治。

（2）阳虚遗溺:肾阳虚,气化失司,阳虚不摄,膀胱失于约束,可致尿频、遗溺,甚至小便失禁等证。治宜补肾涩遗,如肾气丸加益智仁之类。

总之,二便遗泄在治疗上应温补肾阳,肾阳足则能行其固摄之职,二便自调矣。

2. 肾阴虚　肾阴虚损,阴不制阳,亦可引起热迫注泄。

（1）热结旁流:见于《伤寒论》少阴证,症见口燥咽干,下利清水。此证由阳明腑证转来。由于胃腑燥热,灼伤肾阴,不能滋润肠道,而致燥屎结于大肠,邪热壅滞,热迫下注,迫水旁流,引起下利清水,故谓热结旁流。因燥屎内结,热不得泄,真阴愈损,有将涸之势,故治以大承气汤,急下燥屎,燥屎得下,邪热得退,肾阴自存,此为急下存阴法。

（2）阴虚热迫、小便注频:肾阴虚损,膀胱燥热,热迫下注,可致尿频、尿急、尿痛。此与前面所言肾阴虚引起小便癃闭淋涩有同义。治宜滋肾利水通淋,以猪苓汤与八正散合用。

凡此皆由下焦肾的功能失调引起,故谓"诸厥固泄,皆属于下"。但不能一概而论,如泄泻有因脾阴亏虚引起者,大便燥结多由胃之燥热所致;肺为水之上源,肺气失于宣降,亦可导致小便不利。脾胃属中焦,肺属上焦,又非概指下焦了。

二、六气病机

（一）诸热瞀瘛,皆属于火

提示:说明热邪化火,引起瞀瘛之证的病机。

词解:瞀瘛,瞀,音茂;瘛,或作瘈,音契。张景岳:"瞀,昏闷也;瘛,抽掣也。"

译文:凡是由于热病引起神志昏乱、肢体抽搐之证,都属于火证。

病机辨析:热与火本属同气,而有轻重之分。本文所言,是热病进一步发展而出现神志不清,筋脉拘挛抽搐之证,是热邪化火,实际是热盛动风,风火兼化所引起的病证。

此证多为外感温热疫疠之邪引起,相当于各种脑膜炎和乙型脑炎等急性传染性疾病。

由于热邪侵犯心、肝二经,以致肝经炽热,心火旺盛,病从火化。肝经炽热,灼伤阴血,筋失所滋,阴不制阳,阳动风生,出现筋脉拘挛抽搐,角弓反张。心火旺盛,内陷心包,风热上扰,痰迷心窍,出现神志昏愦。此因心肝为风火之脏,亦为子母之脏,邪热侵犯,每致母子相传,心肝同病,风火兼化。

在治疗上,因为本病是热盛动风,风火兼化,火为本,风为标,故治疗应针对火热炽盛,以苦寒清泄为主,而投以大青叶、龙胆草、黄芩、黄连之类,以清泄心肝之火,再佐以凉肝息风,清心开窍之品,如僵蚕、天麻、全蝎、菖蒲、郁金等。方用牛黄清心丸、安宫牛黄丸,紫雪散,至宝丹、黄连解毒汤之类,亦可用羚角钩藤汤酌加苦寒清泄之品。

从上列方药可以看出,中医治疗火盛引起的病证,多用苦寒清泄法,这反映了治疗火证的用药特点。这是因为凡属火证,火热之邪多侵犯心营肝血,营热蒸腾;营阴虽损,尚能布化,故口干而反不甚渴饮。所以,适于用苦寒之品以清热凉血,不致化燥伤阴。如果热在肺胃,证属气分,阴津大伤,口渴引饮,用苦寒清泄即非所宜,而应投以辛寒甘润,如石膏、知母之属,以清热养阴,此其不同。

但亦有因寒邪而出现神昏抽搐之证,如小儿慢脾风之类,此又当仔细辨认,不得混误。

(二)诸禁鼓栗,如丧神守,皆属于火

提示:说明火盛引起恶寒战栗的病机。

词解:禁,同噤,即口噤。指上下颌闭合不开。鼓栗,即鼓颔战栗。形容身体冷得发抖,牙齿也随之战抖。如丧神守,形容恶寒战栗,牙齿战抖,到了不能控制自己的程度。

译文:凡是口噤、鼓颔而恶寒战栗,到了不能控制自己的程度,都属于火证。

病机辨析:火盛为什么会引起恶寒战栗,这是根据阴阳两极转化的机制来的。即《素问·阴阳应象大论》所谓:"热极生寒""重阳必阴"。临床中,某些温热病,热盛、热极化火,壮热亢盛,往往向其反面转化,而出现寒水之象,表现恶寒战栗;里热愈盛,则恶寒战栗愈严重,继而神志蒙眬,甚至昏迷。对于本证的机制,刘河间认为:"心火热甚,亢极而战,反兼水化以制之。"因水火相制,身体出于自卫的本能,则反兼水化以制火。

关于寒热的辨证,仲景认为,恶寒是太阳表证的主要症状,有一分恶寒便有一分表证。而阳明里热证是不恶寒反恶热。太阳表证罢,转为里热,主要标志是不恶寒反恶热。这种分析,实际只是侧重一个方面。就整个外感热病来讲,有的里热证,反而表现里热外寒,出现恶寒战栗,特别是一些急性感染性传染性疾病。而此恶寒战栗,实际是一种假象,一般称为内真热外假寒。因此,对于本病的证候分析,必须辨清寒热真假,勿为假象所惑。在治疗上,仍须针对火热炽盛,用清热泻火或攻下泻火之法施治。

当然,恶寒战栗之证,并不完全属火,亦有阴盛阳虚而生寒栗者。如《素问·调经论》曰:"阳虚则外寒。"亦有太阳伤寒将解而战汗者。仲景曰:"其人本虚,是以作战"。可见,恶寒战栗,虽多属火,亦有因寒因虚因表者,应根据脉证,详加辨认。

(三)诸逆冲上,皆属于火

提示:说明火盛引起逆气冲上的病机。

译文:凡是由逆气冲上,引起呕吐、呃逆、喘急、呕血、衄血等病证,都属于火证。

病机辨析:火盛为什么会导致逆气冲上呢? 这是与火热之邪的特性分不开的。火曰炎上,热性急迫,所以火盛则会迫使气机上逆,从而导致呕吐、呃逆、喘急、呕血、衄血等证的发生。因而在治疗上,应以泻火降冲之法治之。例如胃之火热盛,可致胃气上逆,发生呕吐、呃逆。治宜泻火降逆,方用大黄黄连泻心汤,以黄连、黄芩泻胃火,大黄降胃逆。其他如小柴胡合小陷胸汤或橘皮竹茹汤,都有泻火和胃,利胆止呕之功,可随证加减施用。肺之火热盛,可致肺气上逆,发生呼吸喘急,治宜泻火降肺,方用麻杏石甘汤,以宣肺清热平喘,而酌加黄芩、知母、瓜蒌、枇杷叶、马兜铃等泻火降肺之品,其效始显。但须知道,胃为燥土,肺为燥金,肺胃火盛气逆所致之喘急、呕逆,往往易化燥伤阴,引起肺胃阴虚津亏,因此,在泻火降逆的基础上,均须考虑酌加甘寒滋润之品,以滋养肺胃之阴,如沙参、麦冬、玉竹、石斛等。由火盛引起上窍出血,是由火热亢盛,灼伤血络,迫血妄行,而致呕血、衄血,应治以泻火降冲,凉血止血,方用大黄黄连泻心汤。因气火冲激,络损血溢,徒用清热止血之品,很难折其上冲之势;而唐容川善用大黄,以推陈致新,泻火降胃,胃气顺则血不上逆而循经,则血自止矣。唐容川用泻心汤治疗呕血、衄血,对后世影响很大。如系热入营分、血分,斑疹透露,呕血、衄血,则又当用犀角地黄汤,以凉血止血。

并非所有有逆气冲上现象的病证都属于火,亦有因于寒、因于虚者。如胃热可致呕吐,胃寒亦可致呕吐。胃寒呕吐,系寒凝气滞,胃失和降,治宜温中散寒,降胃止呕,药如干姜、生姜、半夏、陈皮、丁香等。胃火上冲可致呃逆,病久胃虚亦可致呃逆。胃虚呃逆治宜补中益气,和胃降逆,方用六君子汤加减施治。肺热可致呼吸喘急,肺寒亦可致呼吸喘急。肺寒喘急是由肺阳虚损,寒饮内停,治宜温肺散寒,化痰蠲饮,降肺平喘,药如细辛、半夏、干姜、茯苓、杏仁、五味子等。属于热者,宜清之降之;属于寒者,宜温之降之;属于虚者,宜补之降之。寒热虚实虽异,但因均系逆气冲上,故在温清补泄的基础上,均应配以降冲之品,不过有清降、温降与补降之不同耳。

(四)诸躁狂越,皆属于火

提示:说明火盛引起躁狂越的病证,系指神志行动兴奋异常的病机。

词解:躁狂,躁,指神志烦躁不宁,肢体躁扰不安;狂,指神志行动狂妄失常。躁与狂有轻重之分,躁为狂之渐,狂乃躁之剧。越:行动越乎常规。

译文:凡是烦躁不宁、狂妄失常、行动越乎常规,都属于火证。

病机辨析:躁狂越,是属于神志行动兴奋异常的病证。在临床上,多由火盛痰郁引起。其发病机制:因为火为阳邪,阳主动,其性疾迫,故火热为病,扰动神明,内闭心窍,可致神识错乱,神志行动兴奋异常。这可表现为神志烦躁不安,神乱狂妄;或表现为肢体躁扰不安,行动越乎常规,如登高而歌,弃衣而走。正如刘河间所谓:"热盛于外,则肢体躁扰,热盛于内,则神志躁动。"在临床上,因于火热所致的躁狂越病证,有两种病因引起。一见于外感热病,热势由轻转重,热极化火,扰及神明,可形成神志烦躁不宁,狂妄失常,谵语,昏愦等。如伤寒、温病的阳明腑证,或热陷心包,皆表现神志烦躁、谵妄、兴奋异常。治疗之法,属阳明腑证者,宜用三承气之类苦寒折降,通便泻火;属热陷心包者,宜牛黄、至宝、紫雪等方,以清心开窍、折降心火。一见于五志之火,此与外感热证引起的不同,属于无热的躁狂之证。包括神经官能症、癔病、精神分裂症等在内。为内伤七情、情志失调引起。其病因病机,主要为气郁痰火,其病变在心肝二脏。即情志抑郁,气郁化火,火炽痰生,痰火上蒙清窍,内闭心包,而致躁狂。若只有痰气郁结,阻蔽清窍,而无火邪之扰动,则只会表现出神情抑郁呆滞之特征,而不会有兴奋躁狂发生。此即《难经》所谓:"重阳者狂,重阴者癫。"关于躁狂的病证,在临床上,轻者如肝火上炎,症见暴躁易怒、烦躁不宁、面红目赤、头晕目眩等,治宜清肝泻火,方用龙胆泻肝汤之属;重者如肝火暴张、痰热上扰、迷塞心窍,出现神志逆乱、狂妄失常、逾越常规,如登高而歌,弃衣而走,甚至打人、骂人。治宜疏肝解郁、清肝泻火、镇心涤痰,方用生铁落饮(《医学心悟》)加芩、连、栀子之属,或用当归龙荟丸加减施治。正如《景岳全书·狂证门》谓:"狂病多因于火……当以治火为先。"吴鞠通医案对狂证多用直折苦降法、如黄连、栀子、芦荟等。临床常用吐法、泻法治疗躁狂,亦是为了通过吐、泻,以达到泻火、逐痰之目的。但必须指出,躁证亦有的属于阴躁。从发病机制上讲,此属阴盛格阳,伤寒少阴证多有此象,这就不属于火。

(五)诸病胕肿,疼酸惊骇,皆属于火

提示:说明火盛引起胕肿的病机。

词解:胕肿,胕,通跗,作足背解。胕肿,即足背肿起的意思。

译文:凡是足背肿起,酸痛严重,惊骇不宁,都属于火证。

病机辨析:这是踝跗部肌肤红肿热痛的病证,严重时可致惊骇不安。实际按其发病部位讲,不局限于踝跗部,身体任何部位肌肤都可发生。是属于由于火热引起的外科痈肿或"丹毒""流火"一类的疾患。其病机与前条"诸痛痒疮,皆属于心"相同,皆属于血分有热,火毒郁结于肌肉营血之中引起。治宜清火解毒、凉血和营。

(六)诸病有声,鼓之如鼓,皆属于热

提示:说明因热引起腹胀肠鸣,叩诊如鼓的病机。

词解:有声,肠鸣之声。鼓之如鼓,前一鼓字为动词,叩打之意;后一鼓字为形容词,形容叩打之声,如鼓之空响。

译文:凡是腹胀而有响声(肠鸣),叩击腹部好像敲鼓一样的空响,都属于热证。

病机辨析:在临床上,腹部胀满,鼓之如鼓,而有肠鸣的,多由湿热阻滞,困遏脾胃,阻滞气机,肠胃之气通降失调,气滞不宣,故致腹胀。因是气滞腹胀,故叩之如鼓之空响,这是鉴别气滞腹胀的重要方法。内中有气有湿,湿即水也,气迫水窜,故有肠鸣。此证多见于恣食肥甘厚味,传化迟滞,积滞生热,湿热中阻,肠胃之气通降失调,气不得宣所致。故本证除腹胀肠鸣外,并伴有泛恶欲呕,嗳气厌食,大便秽臭黏滞而不爽等。治宜泄热利湿,消胀除满,用辛开苦降、淡渗利湿法。方用李东垣之中满分消丸(方中主要用黄芩、黄连、紫草以苦降,半夏、干姜以辛通,猪苓、泽泻以渗利,以达到泄热利湿,消胀除满之目的),亦可用胃苓汤加芩、连等。但腹胀肠鸣,鼓之如鼓,不尽属热,亦有属寒的。如《灵枢·师传》谓:"胃中寒则腹胀,肠中寒则肠鸣飧泄。"《灵枢·口问》谓:"中气不足……肠为之苦鸣。"属寒属热,应根据脉象及其兼证,细心体认。一般地说,伴有腹满,大便秽臭黏滞,矢气恶臭。肠鸣、口唇干燥,脉见滑数之象的,是属热证。

(七)诸胀腹大,皆属于热

提示:说明因热引起腹胀的病机。

译文:凡是胀满腹大,都属于热证。

病机辨析:因热所致腹胀,总的来讲,是由于热郁气滞、腑失通降引起。在临床上,一般见于两种情况。

1. 湿热中阻　此与前条"诸病有声,鼓之如鼓,皆属于热"的病因病机相同。是由于嗜酒厚味,传化迟滞,积滞生热,湿热阻滞,肠胃之气通降失调,因致腹胀;并伴有泛恶欲呕,嗳气厌食,大便秽臭黏滞,矢气恶臭等症。治宜泄热利湿,消胀除满,前述中满分消丸可用。

2. 里热壅滞,大便燥结,腑气不通,而致腹满胀大　此多因外邪感染引起。在临床上,一般见于两种类型的病证。一见于外感阳明腑证,由于邪热入里,里热结实,燥屎阻滞,腑失通降,而致腹满胀大。治宜通便泄热,方用三承气汤。一见于因外邪感染引起的急腹症。在临床上,急腹症种类虽多,其发病机制总的来讲,都表现邪热入里,里热结滞,腑失通降,气血充逆的病理变化特点。因而其临床证候,一表现热感,如烦热口渴,舌苔黄燥,小溲黄赤,脉象洪数等;二表现腑气不通,气滞血瘀,如大便干结、腹胀满痛,痛甚不休,持续加重,腹部满痛拒按,或腹肌紧张等。《素问·阴阳应象大论》谓:"中满者泄之于内。"故治疗之法,宜通便泄热。通过通便使有形之积滞得下,无形之邪热随之而泄,气机通畅,气滞血瘀的症状亦可得到缓解,腹满痛拒按的症状自可消除。故通便目的是为了泄热,通调气机,导热下行。方用三承气汤或大柴胡汤,大黄牡丹皮汤等加减施治。其热象明显者,应根据病变的不同部位,酌加清热解毒之品,如金银花、连翘、败酱草、蒲公英、红藤、黄连、黄芩、栀子等;气滞腹胀明显者,酌加理气消胀之品,如香附、木香、川楝子等;如果腹肌紧张,拒按明显,说明血脉瘀滞、气血充逆严重,应酌加活血化瘀之品,如牡丹皮、桃仁、赤芍、郁金、延胡索等;如果系肝胆湿热,即胆石症、胆道感染引起的急腹症,持续腹痛、阵发加剧、往来寒热、黄疸等,应酌加利胆排石化湿之品,如金钱草、海金沙、茵陈、栀子等。总之,用通便泄热法治疗急腹症,近来在临床上积累了很多经验,取得不少成果,值得很好重视。

腹部胀满,并不完全属热,亦有属于寒者。大抵因热所致的腹胀,起病急骤,痛势剧烈,痛而拒按,热敷不减,烦热渴饮,为热证、实证;因寒所致的腹胀,发病缓慢,痛势隐隐,痛时喜按,遇冷加剧,得热减轻,为寒证、虚证。这是因热、因寒所致腹胀的大致鉴别情况。

（八）诸转反戾、水液浑浊、皆属于热

提示:说明因热引起转、反、戾之证的病机和主要诊断方法。

词解:转反戾,唐容川云:"转,左右扭转也;反,角弓反张也;戾,如犬出户下,其身曲戾。"概指筋脉肢体拘挛强直而言。水液,张景岳云:"水液,小便也。"

译文:凡是筋脉肢体扭转反折、拘挛强直、小便浑浊不清,都属于热证。

病机辨析:转、反、戾三者,总的说来,都是指筋脉肢体拘挛抽搐的现象,属于痉病范畴。然致痉的原因很多,一般谓六淫均可致痉。而本条所言,是指热盛动风,风热兼化所致之痉病。因热致痉的病因病机,前面在"诸风掉眩,皆属于肝""诸热瞀瘛,皆属于火"中均已谈到。本条是突出阐明因热致痉的鉴别方法,必现小便黄赤不清,即文中所谓的水液浑浊。凡属因热所致之痉,为前言肝经炽热,邪热久羁所致之痉,不论虚实,皆必现小便黄赤短少,是其鉴别要点。正如张景岳所谓:"小便浑浊者,天气热则水浑浊,寒则清洁,水体清而火体浊故也,又如清水为汤,则自然浊也。"由此可看出,小便浑浊（小便黄赤不清）,是诊断热证的重要方法,非独因热致痉。

（九）诸呕吐酸,暴注下迫,皆属于热

提示:说明因热引起呕吐、泄泻之证的病机和鉴别方法。

词解:暴注,暴、急速。注,注泄。形容急剧腹泻,如水喷注一样。下迫:形容下利时肛门有窘迫下坠欲便不得的感觉,亦称里急后重。

译文:凡是呕吐的东西有酸腐之味,急剧腹泻,肛门有窘迫的感觉,都属于热证。

病机辨析:本条是辨别肠胃因热引起呕吐、泄泻的重要症状特征和鉴别方法。火性炎上,胃膈热甚,可致胃气上逆,发生呕吐,然呕吐之物必有酸腐之味,此其鉴别要点。因热蕴胃中,胃中饮食被热所熏蒸,故致酸腐。治宜清胃养阴,降逆止呕,多以小陷胸汤、橘皮竹茹汤加减施治。叶天士主以麦冬、沙参、枇杷叶、竹茹、石斛等品。火性疾速,肠中蕴热,湿热壅滞,热迫下注,可发生急剧腹泻(暴泄如注),多为黄色水样便,或夹有黏液,同时伴有肛门灼热急迫的感觉。张洁古谓:"暴泻非阴,久泻非阳"。治宜清热利湿之品,药如黄芩、黄连、滑石、木通、泽泻、薏苡仁等。若伴有气滞失宣,腹胀肠鸣,佐以理气导滞,芳香化浊之品,药如枳实、厚朴、藿香、白豆蔻等。方用黄芩汤加减施治。有表证者,以葛根芩连汤加木通、滑石、薏苡仁、泽泻等。当然,上述之证,尚应结合其他兼证,加以分析。如脘中灼热,渴思冷饮,口舌干燥,肛门灼热,小便涩赤,脉象滑数等,方可确诊热证无疑。因寒所致之呕吐腹泻,一般无呕吐酸腐与下利窘迫之症,同时从其兼证加以分析,则不难辨认。

(十)诸暴强直、皆属于风

提示:说明因风而致强直拘挛的病机。

词解:暴,猝也,即突然的意思。强直,筋脉肢体强直拘挛。

译文:凡是突然发生肢体强直拘挛之证,都属于风证。

病机辨析:本条所言之风,还是指内风而言。前条"诸风掉眩,皆属于肝"亦是言风,其所表现的病证,概括范围较广。凡临床所见肢体震颤、抽搐、头目眩晕昏仆等皆属之。而本条所言,仅限于突然发生的肢体强直拘挛之证,其突出"暴"和"强直"的特点。这主要为了阐明风性善行数变、发病急、变化快的致病特点。这在临床上多见于实风,前面已经谈到,这里不再赘述。

另外,我们也须知道,本条与前条"诸风掉眩,皆属于肝",虽都阐述肝风内动引起的病证,但在归类上,一属五脏病机,是由病位联系到病性,一属六气病机,是由病性联系到病位,可见,病位与病性是不可分割的两个方面。

（十一）诸病水液,澄澈清冷,皆属于寒

提示:说明因寒而致水液澄澈清冷的病机。

词解:水液,是指上下窍所分泌出的液体而言,包括小便、涕、泪、痰、唾液及呕吐、泄泻所排出的水分等。澄澈清冷,指水液澄清透明而且寒冷的意思。

译文:凡是一切疾病其上下窍所出的水液澄澈透明而寒冷的,都属于寒证。

病机辨析:前条水液浑浊,皆属于热,本条水液澄澈清冷,皆属于寒,可见分析人体排出水液的清浊稀稠,是区别寒热病证的重要方法。因热气熏蒸,液为火炼,水体可由清变浊;阳虚不化,寒饮内停,水体清稀而透明。根据临床所见,凡上下窍所出水液澄澈清冷的,绝大多数属于虚寒一类的病证。如咳出痰液清稀,多为肺寒;下利鸭溏清稀,多为肠寒;呕吐之物清稀而寒冷,多为胃寒;白带清稀,多为胞宫寒冷。又如外科阳性疮疡,脓液必黄绿黏稠,阴性疮疡,脓液必色淡清稀。如张景岳谓:"如秋冬寒冷,水必澄清也。"

（十二）诸痉项强,皆属于湿

提示:说明湿邪致痉的病机。

词解:痉,病名。是以项部强直,角弓反张为主证。项强,后颈部强直,是痉病的主要症状。

译文:凡是痉病项部强直,都属于湿邪引起。

病机辨析:痉病多因风所致,而且属于内风,即前文所谓"诸风掉眩,皆属于肝""诸暴强直,皆属于风"便是。因此,有人认为此条病机非指痉病,实指因湿邪外侵,遏伤阳气,营卫失和,筋脉失调,所致的项部强直不舒,是属痹证范围。亦有人认为六淫均可致痉,非独风邪。因此,本文亦从湿邪致痉进行讨论。湿邪致痉,必须从湿邪的性质和致病特点进行分析。湿邪重浊而有形,其性黏腻,于暑湿流行之令,感受湿热之邪,湿热郁蒸,湿为热炼,酿为痰浊,痰火郁结,内蒙心窍,外窜经络,引动内风,因致筋脉抽搐,神志昏愦,而成痉病。此病多发生于长夏暑湿流行的季节,属于暑温、暑风之类。相当于夏秋之交常发之乙型脑炎。《温热经纬》谓:"湿热证三四日即口噤,四肢牵引拘急,甚则角弓反张,此湿热侵入经络脉隧之中,宜地龙、秦艽、灵仙、滑石、酒炒黄连等味。"治宜清暑化湿,开窍息风,方用苍术白虎汤加减施治。

因湿致痉之理,刘河间认为:"湿过极则反兼风化以制之。"因风为木之气,湿为土之气,身体出于自卫之本能,湿过极则反兼胜己之化以制之。

结语

通过对病机十九条的讨论,可以得出如下几点认识。

1. 病机十九条,主要是对一切疾病的病理机制进行概括分类的一种形式,是临证时分析证候属性,寻找发病机制,探求发病原因的重要逻辑方法。但也有它的不足之处。如十九条之间的联系并不够紧密,论理不够系统完整,还不足构成一个理论系统。比如就六气而言,其中就缺燥的病机,后世刘河间有见及此补上"诸涩枯涸,干劲皴揭,皆属于燥"一条。但它的理论性、实践性,以及对后世病机学说的发展所起的指导作用,是不容忽视的。

2. 临证时,认识与掌握疾病的病理机制,必须从分析证候入手。证,是分散症状的集中表现,是医生通过对临床症状的分析,综合内外各种因素所得出的结论,它反映出疾病的性质。因此,把临床症状概括到"证"的阶段,则病因、病机亦蕴含其中。所以,每一条病机,都是通过主证,来寻找发病机制,探求发病原因。如肝病化风的病机,主要是通过"掉眩"的证状分析而得出。同样,肾病化寒、脾病化湿、心病化火、肺病气机失调的病机,亦是通过收引、肿满、疮疡痛痒、膹郁的证状分析而得出。临床症状,是脏腑功能失调所引起的病理反映,人体内部发生病变,必有相应的症状反映于体表,此即所谓"有诸内必形诸外"。因此,只有通过症状分析,才能辨明证候性质,明确病因、病机,掌握内部疾病发生的本质。这反映了病机学说的理论特点。

3. 五脏与六气,一属人体的实质脏器,一属自然界的六气变化,运用两者之间的内外联系,相互结合,构成中医病机学说的理论特点。如用肝与风相联系,以表明肝的主要病机,同样,用脾与湿、肾与寒、心与火、肺与燥相联系,以表明脾、肾、心、肺的主要病机。此即张志聪所谓:"盖天有六淫之邪,而吾身有六气之化也。"这一理论的形成,主要是根据人与自然界对立统一的整体观念,运用系统联系,五行归类的方法总结出来的。五行归类法,是把宇宙间千差万别的事物,根据其性能,动态与特征,概括归纳为截然不同的五大类。它既能反映生物个体内部功能活动的内在联系,又能反映自然环境中生物个体之间的内外联系的对立统一的辩证关系。这种类比的方法,亦即系统的方法,属于归纳推理的范畴,属于哲学的思想体系,亦是现代新兴起的思维方法与科学研究方法。它对具体事物的观察分析,总是由自然到人体,由外及内,由大及小,由整体及局部,而形成独特的理论体系。

4. 五脏与六气的归类形式,一是就其病位而言,一是就其病性而言。五脏定位,六气定性,然病位与病性是不可分割的两个方面。所以,五脏病机,不外是六气之化;而六气病机,亦是五脏功能失调所引起的病理反应。五脏与六气不过是各有侧重罢了。

5. 五脏病机主要是六气之化。这是五脏病机的主要机制,即肝病化风,肾病化寒,脾病化湿,心病化火,肺病化燥等。在病机十九条中,肺的病机虽然未从六气之燥言,但在"上"的病机中言痿证发生的机制为肺胃燥热津亏引起,"上"是指上焦肺而言,这实际仍是从燥言的。此即《素问·至真要大论》所谓:"审察病机,无失气宜。"

另外,要加深领会五脏病机,还必须结合五脏的阴阳属性进行分析。心肝皆为刚脏,亦为阳脏,又称风火之脏,所以在临床上多表现阳亢气逆,风火炽盛、急暴亢奋的证候特点。肝阳偏亢,肝气疏泄太过,可致阳动风生,而出现"掉眩""强直"的急暴证候,此即《素问·藏气法时论》所谓的"肝苦急"。心火旺盛,扰动神明,可致神谵狂乱,发生瞀瘛、躁狂、口噤鼓栗等病证。其治皆宜苦寒折降,以抑其急暴亢奋之势。同时亦要佐以甘缓滋润,以柔制刚。脾肾皆为柔脏,亦为阴脏,一主先天,内寓元阳、元阴,为"生气之原";一主后天,濡润泽物,为气血生化之源。故在临床上,脾肾的病变,多表现化源不足,阴阳气血虚损,而呈现虚损危重的证候特征。如肾阳虚损,命火式微,可致寒从中生,关门不固,证现身寒肢冷、恶寒蜷卧、二便遗泄、遗精滑泄。治宜补肾填精、温阳散寒,回阳救逆。脾阳受挫,阳虚不运,不能输布津液,运化精微,可发生浮肿、腹胀便溏、气血虚损等病证,治宜温运脾阳、健脾利湿、益气生血。至于肺为乾金,与秋燥之气相应,司呼吸而主一身之气。故肺的病变,除从燥化外,主要表现肺气失调而发生的喘逆、痞闷等病证,治以降肺利气,通调气机为主。

6. 六气病机中,火与热就占了九条。看出火热的病机是临床上最多见的。因为一切外感之邪,如风寒暑湿燥均可化火,谓之五气化火。后世医家刘河间受其影响而崇尚火热的病机,创立了"火热论"的学说,对于使用寒凉的药物有独创的研究,因此后人称他为"寒凉派"。可见病机十九条理论对后世医学发展影响之深。

火与热就其性质来论,本同属一气,但有轻重之分:即热为火之渐,火为热之极。因此,火盛引起的病证,是热证的进一步发展,热极化火,阳亢化火。综合火的五条病机,根据阳主升主动,阳极又可向其反而转化的特点,阳亢火盛引起的病理变化和证候表现,可归纳为如下几个方面:

(1)火性炎上,阳亢火盛,可致逆气冲上,而引起呕吐、喘逆、呕血、衄血等病证,治宜泻火降冲,方用大黄黄连泻心汤加减施治。

(2)火为阳,阳主动。阳亢火盛,扰动神明,内闭心包,可致神识亢奋错乱,表现瞀瘛、躁狂等病证。此多见于外感壮热不已,热邪过盛而化火;亦见于情志失调、气郁、痰结、五志化火。治宜苦寒折降,清泄心肝,芩、连、栀子之属可用。再根据病情,佐以息风缓痉、开窍安神、镇心涤痰等。

(3)热极化火、火热亢盛,可向其反面转化,往往表现内真热外假寒,出现恶寒战栗的现象。临床辨证,必须透过现象,掌握本质,仍以治火为主。

(4)血分有热,火毒郁结于肌肉营血之中,可致肌肤红、肿、热、痛,引起外科痈疡,亦包括内痈在内。治宜清火解毒,凉血和营。

综合热的四条病机,看出其所致病证的特点,主要为热郁气滞而导致六腑胃肠之气通降失调所引起的病证。如"诸胀腹大,皆属于热""诸病有声,鼓之如鼓,皆属于热",为湿热中阻或里热壅滞,腑失通降,引起腹部胀满。"诸呕吐酸,暴注下迫,皆属于热",为热蕴胃肠,气机升降失调,引起呕吐、泄泻的病证,其病变亦在胃肠系统。唯有"诸转反戾、水液浑浊、皆属于热"一条,与六腑胃肠无关,是属热盛动风,风热兼化所引起的病证,但这一条病机,主要是阐述因热致痉的鉴别方法,其重点在"水液浑浊"一句。可见,热的病机,其所致病证特点,主要表现在六腑胃肠系统方面,亦即多见于气分;而火的病机,其所致病证特点,主要表现心肝二脏方面,亦即多见于血分。当然,如前所述,火与热本同属一气,皆属阳证范围,故一般是火热并称,其证候表现亦往往交杂在一起,并无严格区分。

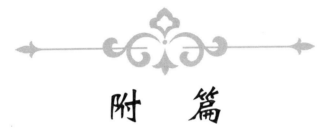

附 篇

《周信有临床经验辑要》自序

我早年从师学医。1941年,在我20岁的时候,开始了我的医学生涯。20世纪40~50年代,在安东(今辽宁省丹东市)悬壶济世。1949年中华人民共和国成立后,我响应政府号召,带头组织安东市第一联合中医院,任院长;后任安东市人民医院中医科主任。1960年奉调至北京中医学院内经教研室任教。1970年为了支援大西北中医事业,由首都北京来甘肃,从事临床、教学、科研工作。可以说,我的医学生涯,是从在故里当学徒、开诊所,到执教北京,办学兰州这一漫长过程中度过的。在此漫长的岁月中,可谓呕心沥血,夙兴夜寐,未尝一日不孜孜汲汲于中医学事业。弹指间,不觉已逾六十春秋,现已满头银发,垂垂老矣!我可以自豪地说,我对中医事业情有独钟,我将终生为之奉献,死而后已!

古人谓:"取法上,得慈航。"古今皆然。我认为,要培养具有中医理论素养和过硬的中医临床本领的下一代接班人,只有对《黄帝内经》(简称《内经》)一书刻意研精,识契真要,探赜索隐,钩深致远,方能知本达末,广裨后学。自古以来,凡学有成就的著名医家,莫不得益于《内经》。医圣张仲景在《素问·热论》基础上著成《伤寒杂病论》,开拓了临床医学辨证论治之路。晋代王叔和著《脉经》,皇甫谧著《针灸甲乙经》,皆在《内经》基础上,发展了中医诊断学与针灸学。金元四大家创立新说,亦无不受《内经》之启发。明代张景岳攻读《内经》甚精,著有《类经》与《〈类经〉图翼》,以阐发其旨。他引用《内经》"凡阴阳之要,阳密乃固"和"阴阳者,若天与日,失其所,则折寿而不彰,故天运当以日光明"之说,阐发了"阳非有余"的论点,认为阴阳之中,阳居主位,人之生气,以阳气为主,阳为人身之大宝,难得而易失。因而在治疗上,重视温补肾命、命火,而成为"温补派"之中心人物。可见《内经》一书,实为"医家之宗",万世徽音。研读《内经》,其着重点,要善于揭示并领会其哲理性、整体性、综合性与实践性之诸多特点,以此作为认识问题的方法。这对从事教学、科研和临床医疗工作之岐黄后裔会起到主导定向的作用。

我多年从事《内经》教学，深谙《素问》《灵枢》的要旨，其学术思想对我影响颇深，并因长期从事医疗实践，理论联系实际，逐渐形成自己善于以宏观辨证观点分析问题的学术思想特点。临床辨证思路，重视从整体出发，高屋建瓴，通观全局；组方用药，主张复方多法，综合运用，整体调节，寒温并用，润燥并重，升降并举，攻补兼施，糅合温散、疏化、宣导、渗利、祛瘀、扶正祛邪，集诸法于一体，使之多种药物功能有机地结合，相辅相成，综合调节。这种辨证灵活、化裁得体的医疗风格，对提高临床疗效裨益尤大。

孔子云："逝者如斯夫，不舍昼夜。"生命的里程，将我推到了耄耋高龄，无多，时不我与！今日夕阳西下，"不待扬鞭自奋蹄"，以只争朝夕之精神，将我一生中肤浅的临床经验与学术见解，经过整理，编成斯书，以此作为我这位终身痴爱中医事业而行将作古的老中医对杏林后学的最真挚的奉献！书中内容，均系我多年来在有关学术刊物上已发表和尚未发表的篇章，亦有临证中随时有感而写的手稿。日积月累，篇帙浩繁，且较杂凌，经过搜集、摘取、整理而编写成册。书中前部分，主要叙述我的学术渊源，学术思想与临证特色。翼启迪后学，走中医之路，必须端正学习态度，培养整体观与辩证观的思维方法，思路开阔，观点明确，不落俗套，自成一格。后部分主要通过临床诸多常见疾病与几个经验方和几味中药的临床运用体会，以及医论、医话等叙述我的临床经验与组方用药特点。其内容均系毕生经验之谈，倾心相授，良苦用心读者自会批会。"他山之石，可以攻玉"，若愚陋之见为后学借鉴于万一，余愿足矣。

书中疾病名称，考虑到医学社会行为和中医病名标准难定，特定性不强等问题，均统一于西医学病名，而冠以中医相应的病名。对每一疾病的内容，均运用中医理、法、方、药进行阐述。作为一位传统的老中医，只有如此，才能发挥特长，而且有助于弘扬中医学和培养并启迪后学。

本书系洋洋数十万言的巨著，以年达耄耋高龄的我，临此浩繁而艰巨的工程，力不从心多矣！幸赖门生何建成、申秀云、李永勤、申永寿、李兰珍诸位，悉心编撰全力相助，方完稿矣。前二位系我以全国老中医药专家学术经验继承工作指导老师的身份传授的弟子，后三位系我的私传弟子。诸生皆跟我侍诊数年，口传心授，耳濡目染，对我的学术观点以及临证思路与组方用药特点,均深有领悟与体会。诸生以高度负责的敬业精神,对我的诸多著作、论文、手稿,进行整理,分类,统把全书,字斟句酌,繁者删之,减者增之,使其内容系统连贯,前呼后应。嗟嗟乎! 其所耗心血,非寸管所能容之!

古人云:"立德立功立言,圣贤事也。"古今中外,概莫能外,即以"立言"而论,乃垂万世不朽之业。余一生悬壶,"不惑"执教,有感于"立言"之重要,在继《内经类要》《决生死秘要》等作之后,又以桑榆之年编著斯书,其宵衣旰食,呕心沥血者何也? 盖为将来者也。

鲁人周信有谨序,时年八秩,公元 2000 年 2 月 23 日于金城甘肃中医学院。

《内经精义》自序

　　《黄帝内经》系我国现存最早之系统性古典医籍,约成书于战国时期,然就其内容来看,至西汉年间仍不断增益补充。故非一时一人之作,而是在一个相当漫长的时期内,经过众多医家编撰修订而成的。

　　《黄帝内经》简称《内经》,黄帝乃委托之辞。全书包括《素问》、《灵枢》两部分,凡十八卷,一百六十二篇。现在通行的《黄帝内经素问》和《灵枢经》,分别为唐代王冰整理编订注释,宋代林亿等校正,及南宋史崧整理而保存流传于今。

　　《内经》一书,着重从理论上比较全面地总结了战国时期及以前的医学成就,奠定了中医学的理论基础,对后世医学的发展起到了重大推动作用。《内经》是古人长期医疗实践经验的结晶,是中医学遗产中的一部辉煌巨著,是中华民族精神文明的体现。我们聪慧颖悟的祖先以中国古代哲学中朴素的唯物论和辩证法思想为指导,以阴阳五行学说为纲领,探微索隐,钩深致远,体察人体与自然界之关系,阐明生老病死之原委,从而创立了生理、病理、诊断、治疗等诸多方面系统完整而独具特色的理论体系,使之成为推动中医学不断向前发展的思想之源,无不得益于此,且在其理论基础上发展而成。《内经》诚可谓“医家之宗”。

　　《内经》原著卷帙浩繁,内容庞杂,医理幽微,文辞古奥,初学者览读,困难颇大。历代不少医家,为此不少医家,为此曾进行过多次整理注释工作,或阙而缉之,或复而芟之,或讹而绳之,归而类之,日臻完善,具今规模。然由于历史条件说囿,古人的这种整理工作尚难合乎今日之要求。为了继承和发扬中医学遗产,整理古典医籍,使其更好地为教学和临床实践服务,编者不揣愚陋,于耄耋之龄,发奋编撰,根据长期教学实践与临床体会,编成斯书。翼护撷要类分,纲举目张,深入浅出,转难为易,阐发要旨,以利后学。如能作为中医人员钻研自修与高等中医院校教学之用,则不胜荣幸。

编写时,遵去粗取精之原则,刻意撷取其中对后世医学发展和医疗实践有指导意义且又能反映其理论实质的原文,进行分类整理,根据原有理论体系,将全书分为阴阳五行、藏象、经络、病因病机、诊法治则、运气等章。章下分节,节下目,层次分明,条理井然,前后呼应,衔接紧密,以求系统而完整。在每一章节前冠以概说,扼要叙述其章节内容要旨,每节原文之后均有提示、注释、语译、临证备要及参考资料,以前四者为重点,详而有要,简而意赅,甚便学习。章后缀以结语,概括其主要内容,以达宏观之旨。读者潜心学习,神而明之,可获无师自通之效。

《难经》一书,亦为阐述中医基本理论之古典医籍。它以问答释之方式,从脏腑,经络,诊法和针刺补泻手法等方面,阐发了《内经》的旨意,对后世医学发展亦有很大影响,在编写脏腑、经络和诊法等章节,摘录了部分原文,以补《内经》未尽之义,可谓相得益彰矣。

古人云:"立德立功立言,圣贤事也。"古今中外,概莫能外,即以"立言"而论,乃垂万世不朽之业。余一生悬壶,"不惑"执教,有感于"立言"之重要,在继《内经类要》《决生死秘要》等作之后,又以桑榆之年编著斯书,其宵衣旰食,呕心沥血者何也?盖为将来者也。

鲁人周信有谨序,时年七十,1990 年 12 月 1 日于金城甘肃中医学院。

《医宗真髓》序

搞学问有个"由约到博、由博返约"的过程。中医学源远流长，著作繁多。学好中医，必须在几本书上狠下功夫，打好基础，而后再循序渐进，浏览群书，兼及诸家。有了渊博的知识，并经过一定的临床实践，进而在某一专题上搞深入的研究，以冀有所创新，有所建树。古代成名的医家，多遵循的是这条路。

为了继承与发展中医学遗产，本书作者，采集古今医家有关学医必读之作，结合教学和临床实际，经过潜心研究，精心整理，荟繁撷要，参述己见，编撰成书。本书特点，选材精当，涉猎广泛，从基础到临床，概括本草、经方、时方、《内经》《伤寒论》、针灸、证治诸方面。其中很多内容采取歌诀形式，言简意赅，道破真谛，家传心得，公之于世，诚难得之作。反映了作者医德高尚，技艺精湛，不愧是一代良师名医。《内经》选文亦精要切当。经过撷要类分，条理分明，纲举目张，庶可发隐就明，转难为易，俾后学掌握要领。

我的体会，学习中医的秘诀在于背诵。不但要背诵歌诀，还要背诵经典著作的重要原文。而是书编写体例，正是采取歌诀形式和精选《内经》《伤寒论》等之经文，便于学习中医者背诵领会和打好基本功，实乃学医者必修之要籍也。

在医学上没有什么捷径可走，在名师的指导下，只有励志自学，下苦功钻研，熟读背诵，深思联想，才能悟出其中真谛，深刻领会要旨。"书山有路勤为径，学海无涯苦作舟"，望后学，以勤为径，以苦作舟，登高望远，乘风破浪，凌绝顶，达彼岸，为振兴中华医学多作贡献。斯吾愿也。特为之序"以荐同道。

周信有

1994 年 9 月于甘肃中医学院

周信有:精研《内经》起沉疴 仁者禅心成大医

——中国中医药报记者 方碧陶

周信有,1921年2月生,山东牟平人,甘肃中医药大学教授。第一、二批全国老中医药专家学术经验继承工作指导老师,享受国务院政府特殊津贴。获2006年中华中医药学会"首届中医药传承特别贡献奖"等荣誉。

2018年3月10日,国医大师、甘肃省中医药大学终身教授周信有驾鹤西归。这位年近百岁的老人,是悬壶济世的医者,勤谨谦恭的学者,也是慈祥乐观的老者。他七十余载的从医经历,留给后人的不只是丰富临床经验与卓著研究成果,更是大医精诚、仁心仁术的宝贵精神财富。

一组塞满中医学典籍的木质书柜靠墙而立,一张黝黑古朴的实木书桌上整齐地摆放着笔墨纸砚,阳光透过窗外氤氲散射在祥云浮雕实木靠背椅上、墙壁上的影子,仿佛国医大师周信有曾经在这间书房研读经典、诊疗开方的身影。

"世鹏,按这个方子抓药,用咱们自己蜜制的五味子。"2013年上半年,已过耄耋之年的周信有依然精神矍铄,坚持每周出5个半天的门诊,亲自为患者诊疗、写方。"老爷子那时候身体好,不仅骑着自行车来诊室坐诊,每天还打打拳、写写字。"周信有学术传承人殷世鹏自豪地说。

犹记孟冬那天,已近期颐之年的周信有正坐在沙发上,眉眼间满是慈祥,微笑着听殷世鹏讲最近的病案。虽然入冬以来身体情况不好,已无法说出完整的句子,但依然耳聪目明的周信有不仅认真聆听,还不时地点头或摆手表达自己的看法。每每听到开方用药的精彩之处,他眼睛里闪烁的光芒,似乎凝聚着精研经典的睿智;屡起沉疴的双手微微摆动,仿佛记录着他悬壶济世的跌宕人生。

一、师从名家，苦读经典走上行医路

窗外是纷飞的战火，窗内是埋头苦读中医经典的少年，这是周信有初学中医时的真实写照。

1921年，周信有出生在山东牟平的一个武术世家。但因家境贫寒，9岁时周信有随父亲背井离乡，辗转到安东（今辽宁丹东）谋生。时值日本帝国主义入侵中国，战事频起、贫病交加、民不聊生。家国的耻辱，民众的苦难深深地刺痛了少年周信有的神经，激发了他精研国医、悬壶济世的责任感。15岁时，在颠沛流离中度过了童年时期的周信有辍学，投拜于安东名医李景宸、顾德有门下学习中医。

虽然身处战乱频繁、缺医少药的动荡年代，但李景宸、顾德有两位名医仍然认真研习诊疗技术及方法、整理病例、研读医经。两位名医每晚挑灯夜读的身影和勤奋不倦的治学态度深深感染并影响着少年周信有。

浩瀚的中医药宝库对于没有中医药底子的年轻周信有来说既神秘又遥远。在老师的指导下，周信有从《药性赋》《濒湖脉诀》《汤头歌诀》《医学三字经》等启蒙书开始学习。"初学中医最有效的方法就是熟读强记"，周信有坚信"书读千遍，其义自见"，便在背诵上狠下功夫，不仅背歌诀，还背经典著作的重要段落原文。他深知死记硬背只是打好基础，便在背得滚瓜烂熟的基础上，再请老师——讲解，以加深理解。"长耽典籍，若啖蔗饴"，学通、学懂以上典籍后，周信有又研读《医宗金鉴》《温病条辨》等经典著作。

数易寒暑，周信有的少年时期在战乱颠沛与刻苦攻读中医典籍、跟随老师临床侍诊中度过。1941年，时年20岁的周信有挂牌行医，走上了长达77年的行医之路。

二、博学勤思，教研铸就西北《内经》泰斗

"我家老爷子爱看书，每天吃完饭就在书房看书，看得特认真。"说到自己的"书痴"父亲，周信有的大女儿丝毫不隐藏语气中的自豪，书柜里满满当当的翻过无数遍的医学典籍也正是周信有勤学、博学的真实写照。

"凡为医者，须略古今，博极医源，精审详究，学不精则不能明其理，学不博而欲为医难矣。"这是周信有勉励自己的格言。周信有认为学习中医

有一个由约到博、由博反约的过程,多读书为自己深刻领悟中医药打下了基础。除了研读古今医书,周信有还阅读大量文、史、哲等著作,以拓宽视野。在读书的过程中,每每遇到古典医籍中的生字、难解之词及文意不明之处,便会查阅字典、词典,对比、参考历代各家注释,以求领会书中知识的真谛。

1960年北京中医学院(现北京中医药大学)在全国范围内选聘教师,周信有被选中,主要从事《黄帝内经》教学,兼任临床带教。从此,他便开始对《黄帝内经》中的阴阳学说、藏象学说和病机十九条理论等进行全面、系统、深入的研究,并有自己独到的见解,被誉为西北《黄帝内经》泰斗。

"《黄帝内经》本来比较枯燥,但在周老的讲解和演示下变得十分有趣。"回忆起在北中医上周信有讲解《内经》课时的场景,作为周信有学生的甘肃省名中医王道坤满是敬佩。"有一次周老讲病机十九条中火邪引起腹泻的'暴注急迫',他就抱着肚子做出急迫地想上厕所的样子,令我印象深刻",王道坤说,"周老《黄帝内经》研究的水平高、贡献大,使我受益良多"。

在毕生致力于研究《黄帝内经》的周信有看来,《黄帝内经》自始至终贯穿着一条主线,那就是整体观、系统观和辩证观哲学思想。整体系统观和辩证恒动观是《黄帝内经》学术思想的精髓和核心,是中医学术独有的理论。

1964年,周信有参与编辑出版了全国中医院校2版教材《内经讲义》,奠定了中医药高等院校内经学学科基础。此后,又先后主编出版了《内经类要》《内经精义》《决生死秘要》等著作。其中,《决生死秘要》一书集中体现了周信有对病机学说的研究,力求突出中医诊治急症从整体观念出发这一理论特点。

"周老对《黄帝内经》经义的阐发,内容丰富、实用,见解独到、新颖、深邃。"周信有学术经验继承人李永勤表示,周信有将自己毕生研究《黄帝内经》的成果和治学经验编著成册,是期待对后学学习、领悟《黄帝内经》要旨有所帮助。

三、学验俱丰,扎根甘肃妙手起沉疴

1970年,研究和教学工作正如日中天的周信有积极响应国家号召,打算放弃北京优越的工作和生活条件,迁往西北内陆的甘肃工作。"你先一个人过去待两年,不适应再回来,不要拖家带口的让家人受罪。"临行前,身边的同事朋友都这样劝他。

"一个大夫到哪里都是看病,甘肃的生活条件相对差,机会也少,但是那里应该更需要好大夫。"年近半百的周信有怀揣着救死扶伤的信念,毅然决然地带着家人迁到甘肃,这一迁就是48年。此后北京中医学院两度欲调周信有回京,都被心系甘肃中医药事业的他婉言谢绝了。

"周老慧眼识人,甘肃中医药高等教育与中医药事业的发展周老功不可没。"在甘肃中医药大学校长李金田眼中,周信有不仅是自己敬佩的老师,更是甘肃中医药高等教育的奠基人。

1978年,甘肃中医学院(现甘肃中医药大学)筹建,担任中医筹备组组长的"伯乐"周信有,为组建甘肃中医药高等教育师资队伍,不知写了多少封信,打了多少个电话,从全省乃至全国选调了包括甘肃省名中医王道坤在内的一批名医名师。学院建成后,他又先后任内经、中医基础教研室主任及教务处长等职,积极制定中医药各专业培养方案,并组织编写教材完善中医药教学体系。

虽然学校的教学和组织工作已占据了周信有的大部分时间,但他从未间断过临床研究与诊疗工作。

周信有尊古而不泥古,将深谙的《黄帝内经》旨要和诸家之学灵活、准确地应用于临床,因而他临证思路开阔明达,辨证灵活,"复方多法、综合运用、整体调节"是周信有临床遣方用药原则,也集中体现了他的学术观点与临证思路。

"周信有教授将中医理论应用于临床,以中医整体理论治疗疑难病症。"王道坤回忆,20世纪90年代他与周信有一起接诊过一位赵姓肝硬化腹水患者。初诊时患者腹水严重,心灰意冷。周信有以舒肝消积丸配合真武汤、党参、白术等中药加减对患者进行治疗,3剂药后,患者腹水消了三分之一。之后去掉了药方中峻猛利水的药物,通过补肾健脾进一步利水,前后治疗2个多月后,患者腹水全消,肝功能各指标趋于正常。

周信有参编的《中医急症证治》填补了国内中医急症类教材的空白,他对肝病、冠心病、脾胃病等疾病见解独到,撷取诸方之长,结合临床经验加减化裁研制出主治肝病的舒肝消积丸和主治冠心病的心痹舒胶囊,疗效卓著。

面黄肌瘦、腹胀如鼓,2004年冬日的一个下午,正在门诊部坐诊的周信有接诊了这样一位严重肝硬化腹水患者。"身体成这样,我真是难受啊。"43岁的韩女士痛苦不堪。周信有轻轻拍了拍患者手背,安抚她的情绪。"肝掌,舌质紫暗,脉细弦。"在仔细询问她的病史后,周信有一边为韩女士检查,一边自言自语道。开完方后,周信有将药方交到韩女士手上,并仔细叮嘱服药的注意事项。

"周医生,您开的药方真管用。"3周后,找周信有复诊的韩女士病情好转,心情也变得明朗起来。周信有根据韩女士的病情变化对上述药方稍加减,前前后后治疗1年后,韩女士复查的各项指标均恢复正常。

四、大医精诚,严谨仁和誉满杏林

"吱扭吱扭……"清晨的雾气还没散开,周信有就骑着自行车来到诊所。虽然不上门诊,可周信有还是早早赶到,因为周三全天诊所都要炮制一周所用的药材。

"周老和蔼、诚信、平易近人。"谈到待人,周信有的家人、同事和学生都异口同声地这样说。而谈到工作与治学,大家都说"严谨"二字非周老莫属。

每周一、二、四、六上午,周五下午上门诊,周三全天炮制药材,周日有时参加义诊,这是周信有几十年如一日、风雨无阻的生活。"周信有教授上门诊从不迟到。"殷世鹏说,凡是首诊患者,周信有都要亲自写方,用药都是选取品质上乘的药材,"茵陈都选用当季的,五味子都用上好的蜂蜜蜜制。"在每周三这一天,由周信有亲自把关,规范炮制。这种生活,周信有一直坚持到2013年8月。

为了研制出肝病良药舒肝消积丸,周信有不仅查阅众多中药典籍,总结大量病案经验,还特地赶到北京中医药大学,与王绵之教授讨论、研究,共历时四五年。在编著《中医急症证治》和《决生死秘要》时,周信有一字一句地推敲。"周老要求书中的临床体会必须清楚、严谨。"王道坤说,周信有是他敬重的老师,也是他学习的榜样。

周信有常说"教不严,师之惰",对自己严格,对学生也严格。在北京中医药大学和甘肃中医药大学教学期间,每堂课的讲稿他都要修改,把通过实践得到的新经验新体会添加进去,讲解深入浅出。在甘肃中医药大学任教务长期间,他不仅讲课,还认真听其他老师讲课,拿着小本子坐在教室后面记录,听完后点评指导,以提高学校教学质量。"周老带过无数学生,他是一位温和、全面、深邃的医家,是我敬佩的老师,我的榜样。"李金田说。

用仁心仁术形容周信有毫不为过。"周医生,这个药熬多久啊?""从第1次煮沸后用中火煎煮20~30分钟。"面对就诊患者铺天盖地的各种疑问,周信有总是耐心地一一解答。

"老爷子还坐诊的时候,遇到挂不上号的外地患者,就把他们带回家里诊治。"周信有的女儿说,有的患者连夜赶来看病却没挂上号,周信有就在家为他们诊治,还留他们在家吃饭。即使到了2013年下半年,周信有因身体原因无法继续外出坐诊,也还会在家为慕名前来的患者诊治,因为在他看来,能为患者服务是自己的快乐,患者能康复就是自己最大的满足。

五、身集"四粹","正能量"架构幸福晚年

悬壶济世的国医大师,叱咤一时的武林高手,笔走龙蛇的书画大师,誉满金城的京剧票友。能集这四大国粹于一身的不是别人,正是周信有。

周信有的性格乐观,豁达开朗,爱好广泛。出身于武术世家的他,自幼跟随父亲习武,朝夕苦练,完整地继承了父亲所传迷踪拳的全部内容。自小习武使周信有养成了晨练的习惯。每天清晨,或是在自家小区安静的空地上,或是在黄河边的缕缕微风中,周信有都会把拳、剑、刀、鞭的套路系统练习一遍。2002年,周信有还获得了"中国武术八段"的荣誉。

周信有爱好京剧,在票友界声誉较高。曾经,周信有会每周利用两个下午,约几位票友界的老友到家中相聚,在京胡伴奏下,引吭高唱。

周信有认为,老年人身体老化是自然规律,是无法抗拒的,但心理不能老化。他一生爱好书法,到了晚年,坚持每天抽出一定时间练书法。在周信有家客厅墙上、书房墙上悬挂的"仁者寿""禅定"等书画作品均为他亲笔书写。苍劲有力的笔触,圆润的笔锋,与字画一样,都体现了周信有"以光明存心,以正大立身;交友以诚信,接人以谦和"的为人之道。

参考文献

1. 周信有. 周信有临床经验辑要[M]. 北京: 中国医药科技出版社, 2000.

2. 周信有. 中国百年百名中医临床家丛书内科专家卷: 周信有[M]. 2 版. 北京: 中国中医药出版社, 2013.

3. 周信有. 国医大师周信有医学精华[M]. 北京: 中国医药科技出版社, 2017.